针灸技法快速入门

侯小兵 / 主编

扫码看手法视频

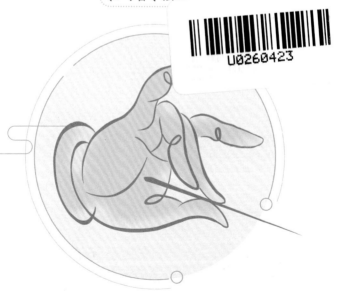

江苏凤凰科学技术出版社 · 南京

图书在版编目（CIP）数据

针灸技法快速入门 / 侯小兵主编 . -- 南京 : 江苏凤凰科学
技术出版社 , 2024.9
ISBN 978-7-5713-4329-3

Ⅰ . ①针… Ⅱ . ①侯… Ⅲ . ①针灸疗法 Ⅳ . ① R245

中国国家版本馆 CIP 数据核字 (2024) 第 071594 号

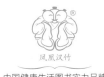

中国健康生活图书实力品牌

针灸技法快速入门

主 编	侯小兵
全 书 设 计	汉 竹
责 任 编 辑	刘玉锋 赵 呈
特 邀 编 辑	张 瑜 郭 博 杨 梦
责 任 设 计	蒋佳佳
责 任 校 对	仲 敏
责 任 监 制	刘文洋

出 版 发 行	江苏凤凰科学技术出版社
出版社地址	南京市湖南路 1 号 A 楼，邮编 : 210009
出版社网址	http://www.pspress.cn
印 刷	合肥精艺印刷有限公司

开 本	720 mm×1 000 mm 1/16
印 张	11.5
字 数	220 000
版 次	2024 年 9 月第 1 版
印 次	2024 年 9 月第 1 次印刷

标 准 书 号	ISBN 978-7-5713-4329-3
定 价	39.80 元

图书如有印装质量问题,可向我社印务部调换。

导读

对于很多人来说，针灸是一个既熟悉又陌生的事物。作为中医学的重要组成部分之一，在日常生活中，我们可能会通过各种各样的途径意识到针灸的神奇，但对针灸的了解也只是停留在一知半解的层面上。很多人对针灸的学习望而却步，但是学习针灸技法的门槛真的有大家想象的那么高吗？其实不然。

不知道如何取穴，如何进针？本书开篇就将入门应知的取穴方法、刺法、灸法以朴素的文字提炼出来，答案紧随问题的脚步，可谓凡有所惑，必有其解。

"气穴所发，各有处名"，全身数百个穴位，是针灸技法施展拳脚的战场，本书选取了十二经络中常用的重点穴位加以介绍，一穴一图，方便取穴，时常翻阅，下针施针自然手到擒来。

针灸学内涵的丰富在于穴位的组合存在着诸多变化，辨证分型的结果对应着不同的组合情况，本书收录了常见病症的组穴方法，足以满足读者在日常生活中的基本需求。

这本书并不能帮助谁成为针灸大师，但对于初学者来说，本书一定是值得推荐的入门之选。

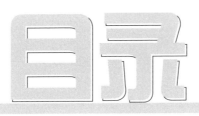

目录

第一章 针灸知识入门

经络是针灸疗法的基础 2

经络系统的组成 2

腧穴是什么 3

腧穴的主治特点 3

腧穴的主治规律 4

掌握腧穴的定位方法 4

毫针刺法 5

毫针的构造和规格 5

毫针的选择 6

毫针的基本刺法 7

　进针方法 7

　针刺角度、方向和深度 9

　得气与行气 11

　留针与出针 12

　行针手法 13

毫针补泻法 15

　补泻法的原则 15

　补泻法的依据 15

　补泻的手法 16

针刺前的准备 19

　消毒 19

　体位的选择 19

发生针刺意外怎么办 21

　晕针 21

　滞针 21

　弯针 22

　血肿 22

　断针 22

针刺注意事项 23

灸法 24

灸法的种类 24

　艾炷灸 24

　温针灸 24

　艾条灸 24

　温灸器灸 25

　其他灸法 25

施灸前的准备 26

　灸量 26

　灸感及灸法补泻 26

灸法的适应证与禁忌证 27

第二章　十二经脉针灸常用穴位

手太阴肺经.................30
中府.................32
尺泽.................32
列缺.................33
少商.................33

手阳明大肠经.............34
合谷.................36
手三里.................36
曲池.................37
迎香.................37

足阳明胃经.................38
颊车.................40
天枢.................40
梁丘.................41
足三里.................41
丰隆.................42
解溪.................42
内庭.................43
厉兑.................43

足太阴脾经.................44
太白.................46
公孙.................46
商丘.................47
三阴交.................47

地机.................48
阴陵泉.................48
血海.................49
大包.................49

手少阴心经.................50
极泉.................52
少海.................52
灵道.................53
通里.................53
阴郄.................54
神门.................54
少府.................55
少冲.................55

手太阳小肠经.............56
少泽.................58
腕骨.................58
阳谷.................59
养老.................59
支正.................60
小海.................60
肩贞.................61
听宫.................61

足太阳膀胱经.............62
风门.................64
肺俞.................64

心俞 65
肝俞 65
脾俞 66
胃俞 66
肾俞 67
委中 67
飞扬 68
跗阳 68
金门 69
京骨 69

足少阴肾经 70
涌泉 72
然谷 72
太溪 73
大钟 73
水泉 74
照海 74
复溜 75
阴谷 75

手厥阴心包经 76
天池 78
曲泽 78
郄门 79
间使 79
内关 80
大陵 80
劳宫 81
中冲 81

手少阳三焦经 82
关冲 84
液门 84
中渚 85
阳池 85
外关 86
支沟 86
会宗 87
天井 87

足少阳胆经 88
风池 90
肩井 90
日月 91
阳陵泉 91
阳交 92
外丘 92
光明 93
足临泣 93

足厥阴肝经 94
大敦 96
行间 96
太冲 97
中封 97
蠡沟 98
曲泉 98
章门 99
期门 99

第三章　针灸日常保健经典配穴

🖊 **头颈部组合穴** **102**

四神聪、神庭、本神——安神益智，清利头目 102

地仓、颊车、下关——祛风止痛，舒筋活络 104

印堂、迎香、上迎香——通窍祛风，理气止痛 106

风池、天柱、大椎——祛风解表，通利官窍 108

太阳、下关、大迎——祛风通络，消肿止痛 110

🖊 **躯干部组合穴** **112**

下脘、中脘、上脘——和胃健脾，消积化滞 112

中脘、气海、膻中——理气宽胸，降逆止呕 114

关元、中极、归来——清利湿热，益肾调经 116

大椎、风门、肺俞——祛风解表，宣肺理气 118

灵台、神道、心俞——调气血，宁心神 120

🖊 **全身组合穴** **122**

中脘、内关、足三里——理气和胃，降逆止呕 122

肾俞、太溪——滋阴益肾，培元固本 124

天柱、昆仑——舒筋活络，清利头目 125

第四章　针灸治疗常见病

内科疾病 128

感冒 128

咳嗽 130

哮喘 132

脑卒中 134

便秘 138

泄泻 140

心悸 144

骨科疾病 146

落枕 146

腰痛 148

肩周炎 150

颈椎病 151

鼠标手 152

网球肘 153

五官科疾病 154

牙痛 154

面瘫 158

耳鸣、耳聋 160

咽喉肿痛 162

口腔溃疡 164

鼻出血 165

妇科疾病 166

痛经 166

月经不调 168

崩漏 170

男科疾病 172

遗精 172

阳痿 174

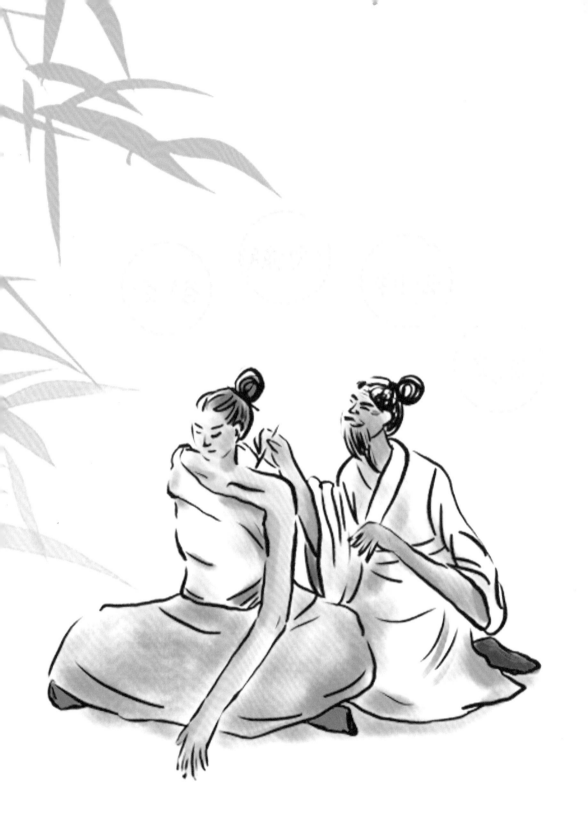

第一章
针灸知识入门

针灸是我国特有的疗疾手段，是中医学的重要组成部分。针灸理论包括经络腧穴、针灸技术以及相关器具等内容，只有对其基础理论知识有一定的了解，才能更好地借助针灸技法达到治疗疾病的目的。

经络是针灸疗法的基础

针灸学是中医学的重要组成部分，其内容包括经络、腧穴、刺法、灸法，以及临床治疗等部分。

针灸疗法是以中医的经络学为基础，通过针刺和艾灸刺激经络上的腧穴，以调整人体气血、脏腑功能，进而实现预防疾病、保健强身、治疗疾病的综合疗法。在针灸过程中，医生会根据患者的病情和身体情况选择合适的针灸方法和刺激强度，以达到最佳的治疗效果。

经络系统的组成

经络系统是由经脉和络脉组成的。其中，经脉包括十二经脉、奇经八脉及附属于十二经脉的十二经别、十二经筋和十二皮部。络脉则包括十五络脉和难以计数的孙络、浮络等。

具体来说，十二经脉是经络系统的主体，其名称分别为手太阴肺经、手阳明大肠经、足阳明胃经、足太阴脾经、手少阴心经、手太阳小肠经、足太阳膀胱经、足少阴肾经、手厥阴心包经、手少阳三焦经、足少阳胆经和足厥阴肝经。它们络属于脏腑，并沟通表里，使人体各个部分的功能保持协调和相对平衡。

奇经八脉则包括督脉、任脉、冲脉、带脉、阴维脉、阳维脉、阴跷脉、阳跷脉。其中，因督脉和任脉存在明确的腧穴定位，故常与十二经脉相提并论，合称为"十四经"。

此外，经络系统中的十二经别、十二经筋和十二皮部等部分，与十二经脉和奇经八脉相互联系、彼此衔接，共同构成了一个复杂的经络系统。

腧穴是什么

腧穴，又称穴位，是人体脏腑经络之气输注于体表的部位，是疾病的反应点和针灸的施术部位。腧与"输"相通，有转输、输注的含义；"穴"即孔隙。所以，腧穴的本义是指人体脏腑经络之气转输或输注于体表的肌肉腠理和骨节交会的特定孔隙。

腧穴分别归属于某一条经脉，而每一条经脉又各自隶属于某一脏腑。《黄帝内经·灵枢·海论》写道："夫十二经脉者，内属于腑脏，外络于肢节。"明确指出脏腑与经络之间的关系，可以看作腧穴治疗疾病的理论基础之一。

总之，腧穴是针灸疗法的基础，针灸疗法通过刺激腧穴来达到治疗效果，了解腧穴的相关知识对于学习和掌握针灸疗法非常重要。

腧穴的主治特点

根据功能与主治的不同，腧穴分为经穴、经外奇穴、阿是穴三类。经穴是腧穴的主要部分，分布于十二经脉和任督二脉，有具体的穴名和固定的位置，主治范围比较广泛。经外奇穴多为古人临床经验的总结，以穴位功能命名为主，因许多穴位常有奇效，故称"奇穴"。阿是穴又称压痛点、不定穴等，没有固定位置，以压痛点或病变的位置作为施术部位。

腧穴的主治特点主要包括近治作用、远治作用和特殊作用。

近治作用：指腧穴具有治疗其所在部位局部及邻近组织器官病症的作用，这是一切腧穴的主治作用，是"腧穴所在，主治所及"的体现。例如，眼睛周围的睛明、承泣、攒竹、瞳子髎等经穴均能辅助治疗眼疾；胃脘部周围的中脘、建里、梁门等经穴均能辅助治疗胃痛；膝关节周围的鹤顶、膝眼等奇穴均能辅助治疗膝关节疼痛等。

远治作用：指腧穴具有治疗远隔部位的脏腑组织病症的作用。十二经脉中，位于肘关节和膝关节以下的经穴，远治作用尤为突出。例如，临床上常取合谷治疗牙痛，内关治疗胃脘痛，后溪、中渚治疗颈项扭伤，足三里、上巨虚治疗胃肠疾患等。

特殊作用：指某些腧穴具有双向的良性调节作用和相对的特异性治疗作用。例如，内关可以提高心动过缓者的心率，减缓心动过速者的心率。

腧穴的主治规律

腧穴的主治呈现两个规律，一个是分经主治规律，另一个是分部主治规律。

分经主治规律：主要是指某一经脉所属的腧穴均可以治疗该条经脉循行部位的病症以及相应脏腑的病症。十四条经脉的腧穴既具有各自的分经主治规律，同时又在某些功效上具有共同的特点。

分部主治规律：主要是指身体某一部位的腧穴均可以治疗该部位的某类病症，即腧穴的分部主治与腧穴的位置特点相关。例如，头面部或颈部的腧穴可以治疗以头面五官和颈项为主的病症；后头区的腧穴可以治疗神志病或后项病等。

掌握腧穴的定位方法

在针灸治疗过程中，取穴的准确与否直接关系到治疗效果的好坏，因此，在学习针灸的具体方法前，我们需要先掌握腧穴的定位方法。

骨度分寸定位法：是以骨节为主要标志测量周身各部的长度、宽度，将人体骨骼分成若干等分测量取穴的方法，单位为寸。比如足三里在犊鼻下三寸，上巨虚在犊鼻下六寸。

体表标志定位法：是将人体表面的特征部位作为标志的定位方法，即以人体五官、毛发、指甲、乳头、脐窝、骨关节和肌肉隆起等作为标志来确定腧穴部位的方法。如两眉之间取印堂，两乳之间取膻中等。

手指同身寸定位法：是利用患者本人的手指作为测量尺度的定穴方法。此方法只适用于同一个人身上，不能用自己的手指去确定别人身上的腧穴。

毫针刺法

毫针为古代九针之一，因为毫针纤细，可以刺全身腧穴，所以又被称作"三百六十穴之针"。毫针应用较广泛，是目前针刺治疗的主要针具。毫针刺法是一种使用毫针刺激人体穴位的治疗方法，整体包括持针法、进针法、行针法、补泻法、留针法、出针法等针刺方法，是针灸疗法中非常重要的一项内容。

毫针的构造和规格

毫针的整体构造分为针尖、针身、针根、针柄、针尾 5 个部分。

针尖： 毫针尖端锋锐的部分，也叫作针芒，是刺入穴位的关键部位。

针身： 针尖与针柄之间的主体部分，也叫作针体，是刺入穴位的主要部分。

针根： 针身与针柄连接的部分，借助针根可以观察针刺深度和提插幅度。

针柄： 在针身与针根后面，是持针、行针的操作部位。

针尾： 针柄的末梢部分，可用来观察捻转角度。

毫针的规格主要以针身的长短和粗细来分。临床中，粗细为 28~30 号（直径 0.32~0.38 毫米）和长短为 25~75 毫米的毫针较为常用。

毫针粗细规格表

号数	26	27	28	29	30	31	32	33
直径	0.45	0.42	0.38	0.34	0.32	0.30	0.28	0.26

注：直径单位为毫米

毫针长短规格表

旧规格	0.5	1	1.5	2	3	4	5	6
新规格	13	25	40	50	75	100	125	150

注：旧规格单位为寸，新规格单位为毫米

毫针的选择

毫针过去多用金、银、铜、铁、合金等金属制作，现在则主要采用不锈钢制作，这是因为不锈钢具有硬度适中，富有弹性和韧性，以及防锈、耐热、防止化学腐蚀等优点。选择毫针时，除了要注重毫针本身的质量外，还应注意以下几点。

1.针尖：应尖而不锐、圆而不钝，不能过于尖锐或过于圆钝，也不能有卷毛或钩曲。

2.针身：应光滑挺直、上下匀称、坚韧且富有弹性，如果出现了剥蚀、锈痕或弯曲等情况，不可选用。

3.针根：应牢固结实，不能有剥蚀和松动的情况。

4.针柄：金属丝应缠绕得紧密均匀，不松动。

现代常用的毫针材质以不锈钢为主。

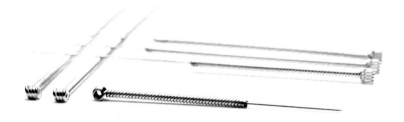

毫针的基本刺法

毫针刺法是中医临床中的基本技术，除了基础的进针方法外，我们还需要了解针刺的角度、方向、深度，以及行针手法等相关知识，这样才可以形成对毫针刺法较为完整的认知体系。

进针方法

毫针的进针方法分为双手进针法、单手进针法、管针进针法、快速进针法和缓慢进针法。

（一）双手进针法

这是基本的进针方法，需要双手互相配合将针刺入，熟练掌握双手进针法之后，才可以练习单手进针法。根据不同的针刺部位及针的长短，可分为指切进针法、夹持进针法、提捏进针法和舒张进针法。

指切进针法： 又称爪切进针法，以左手拇指或食指指甲切压在穴位上，右手持针，紧靠指甲缘将针刺入皮肤。此法适用于将短毫针刺入肌肉丰厚处的穴位时。

夹持进针法： 左手拇指和食指捏住针身下端，露出针尖，右手拇指和食指持针柄，将针尖对准穴位，右手指力下压时，左手同时用力，两手协同将针刺入皮肤，然后右手捻转，左手继续下压，将针刺入需要的深度。此法适用于将75毫米以上的长针刺入肌肉丰厚处的穴位时。

提捏进针法： 用左手拇指和食指将针刺部位的皮肤提起，右手持针从提起部位的上端刺入。此法适用于将毫针刺入皮肉浅薄的部位时，特别是面部的进针。

舒张进针法： 将左手拇指和食指或食指和中指平放在针刺部位的皮肤上，分开两指，将皮肤撑开绷紧，右手持针刺入。此法适用于将毫针刺入皮肤松弛或有皱纹的部位时。

（二）单手进针法

右手拇指和食指夹持针柄，中指指端靠近穴位，指腹抵住针尖及针身下端。当拇指和食指向下用力时，中指随之屈曲，扶持针身，将针刺入。此法多用在短毫针的使用上，并可与指切进针法、提捏进针法、舒张进针法配合使用。

（三）管针进针法

将针先插入用玻璃、塑料或金属制成的比针短 2~3 毫米的小针管内，对准穴位，左手压紧针管，右手食指对准针柄一击，使针尖迅速刺入皮肤，再将针管去掉。此法进针不痛，多用于对儿童和晕针者施针时。也可用安装了弹簧的特制进针器进针。

（四）快速进针法

插入速刺法：用右手拇指和食指捏住针身下端，留出针尖 7~10 毫米，对准穴位，利用腕力和指力快速将针尖刺入皮肤。

弹入速刺法：用左手持针身，留出针尖 2~3 毫米，对准穴位，右手拇指在前、食指在后，呈待发之弩状对准针尾弹击，使针急速刺入皮下。此法对于晕针者和儿童较为适合。

（五）缓慢进针法

原则上针刺宜迅速穿过皮肤以减少痛感，但一些特殊部位应缓慢进针。

缓慢捻进法：左手采取指切进针法或舒张进针法，右手持针稍用压力，轻微而缓慢地以小于90°的角度，均匀捻转针柄，边捻边进，渐次捻入皮肤内。进针时，用力不要太猛，捻转角度不可太大。

压针缓进法：右手拇指和食指持针柄，中指指腹抵住针身，用腕力和指力缓慢将针匀速压入穴位皮肤内。针刺入皮肤后，不改变针向，如遇有明显阻力或患者产生异常感觉时，应停止进针，进针后不施捻转、提插手法。此法适用于眼周穴位及天突等紧邻重要器官的穴位。

针刺角度、方向和深度

在针刺操作中，即使是同一个穴位，针刺角度、方向和深度不同，也会出现不同的治疗效果，在临床中，针刺的角度、方向和深度一般需要根据施术部位、病情需要、患者体质等情况灵活选择。

（一）针刺的角度

针刺的角度是指进针时，针与皮肤表面形成的夹角。其角度大小，主要根据所刺腧穴的部位和治疗目的而定。根据角度不同，可分为直刺、斜刺和平刺三种。

直刺：针身与皮肤表面呈90°角垂直刺入。适用于全身大多数腧穴和肌肉丰厚的部位，如四肢及腹部穴位多用直刺。

斜刺：针身与皮肤表面呈45°角倾斜刺入。适用于骨骼边缘的腧穴，或内有重要脏器不宜深刺的部位。

平刺：又称"横刺""沿皮刺"，针身与皮肤表面呈15°角沿皮肤刺入。适用于皮肉浅薄处。

（二）针刺的方向

进针时针尖要朝着一定的方向刺。针刺的方向往往需要根据腧穴所在的部位和针感所要达到的组织等情况而定，后者是决定针刺方向的重要因素。为了使进针后的针感达到病变所在的部位，即所谓"气至病所"，针刺的方向具有重要意义。

针刺方向与针刺角度是密切相关的，如头顶部腧穴多向前后方平刺；面颊、眼周腧穴多直刺；颈项、咽喉部腧穴多向周围斜刺；胸部正中的任脉腧穴多向上、向下平刺；侧胸部腧穴多沿肋骨向外斜刺；腹部腧穴多直刺；腰背部腧穴多向上或向脊柱斜刺；四肢部腧穴多直刺。

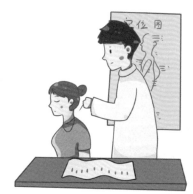

（三）针刺的深度

针刺的深度是指针身刺入皮肉的深浅，一般以既有针感又不伤及重要脏器为原则。虽然每个腧穴的针刺深度标准有具体指导原则，但是这些标准并不是固定不变的，在实际运用时还需灵活掌握。针刺的深度必须根据患者的病情、年龄、体质，腧穴部位、所属经脉，时令等情况而定。

病情：一般来说，阳证、表证、新病宜浅刺，阴证、里证、久病宜深刺。

年龄：老年人气血衰退，小儿脏腑娇嫩、稚阴稚阳，均不宜深刺；年轻力壮、气血旺盛者可深刺。

体质：人的体形和体质有胖瘦、强弱之分。形瘦体弱者宜浅刺；形胖体强者可适当深刺。

部位：针刺头面部及胸背部腧穴时宜浅刺，针刺四肢及臀部、腹部腧穴时可适当深刺，阴经属里宜深刺，阳经属表宜浅刺。

所属经脉：循行于肘臂、腿膝部位的经脉较深，故刺之宜深，循行于手指、脚趾的经脉较浅，故刺之宜浅。另外，还可根据经脉的阴阳属性来决定针刺的深浅。

时令：针刺深度既要根据病情而定，又要结合时令。一般按照春夏宜浅、秋冬宜深的原则进针。

延髓部、眼部、胸背部等腧穴所在部位有重要脏器，尤其要注意掌握好针刺的角度、方向和深度，以免发生意外。

得气与行气

针刺有调气的作用，历代医家都十分重视得气与行气，并将此作为重要内容加以阐述。《标幽赋》写道："气速至而速效，气迟至而不治。"明确指出了针刺得气情况与疗效的关系。简单来说，就是得气越快，疗效越好，得气越慢，疗效越差。

（一）得气

得气是指当针刺入穴位后所产生的特殊感觉和反应，又称为"针刺感应"，简称"针感"。得气的标志是患者出现酸、麻、胀、重的感觉，有时还可出现凉、热、痒、痛、触电、蚁行等感觉，施术者手下则有沉、紧、涩、滞的感觉。如不得气，则施术者针下虚滑，患者也没有什么感觉。

影响得气的因素有很多，临床上不得气的原因主要有以下两个方面：一是施术者取穴不准，或针刺的方向、角度、深度不当，或手法不熟练。这时应重新取穴，调整针刺的方向、角度和深度，手法不熟练者，应加强针刺手法的练习。二是患者病情较久、正气虚弱、经气不足，或局部感觉迟钝，此时应采取以下方法促使气至。

催气法： 使用下文讲述的提插法、捻转法、弹法、刮法、摇法、飞法等行针手法，激发经气，促使气至。

候气法： 如果在施以适当手法后仍不得气，可将针留置在穴内等候气至。

循摄法： 可在针刺腧穴所属经脉上下，施以循按、爪摄等方法促使气至。

（二）行气

行气是指针刺后在得气的基础上，使针感向一定的部位传导或扩散。行气的目的是进一步激发经气，以推动气血运行。行气过程中要注意辨别虚实，应注意脉的虚实、形体的虚实，以及针下反应的虚实，并配合相应的补泻手法，才能更好地扶正祛邪，防治疾病。

行气的具体方法有以下几种。

逼针法：得气之后如气不行或气行不远，可将针尖置于得气之处压住不动，想让气向上行，针尖就略朝向上；想让气向下行，针尖就略朝向下，施术者应集中精神，让针停留片刻以逼迫经气运行。应用此法时需要患者密切配合，所以要叮嘱患者聚精会神地体会针感是否向意愿方向扩散。

推气法：得气后若气行不远，可用拇指、食指将针由得气处轻轻提起，使针尖朝向意愿行气的方向，拇指向前均匀而有力地推捻针柄。当针柄达到指腹后横纹时，即轻轻退后，然后再用力向前推。如此反复施术，直至针下之气到达远端病所。注意推针时必须徐缓、匀整有力。

按截法：得气后，右手握住针柄，左手按压针穴上方，然后施以捻转、提插等手法，可使经气下行；反之，按压针穴下方，可使经气上行。应用此法，首先要掌握好针刺的方向，在病所下方取穴针刺时，针尖应斜向上；反之，在病所上方取穴针刺时，针尖应斜向下。一般针身与皮肤所呈的角度以 40°~60° 为宜。

留针与出针

（一）留针

留针是指进针以后，将针留置在穴位内。在不得气时，留针以待气至。得气之后，留针可以加强针感和针刺的持续作用，这种留针又称为"静留针"。在留针过程中，根据病情需要，可每隔数分钟进行提插、捻转等操作以加强针感，称为"动留针"。留针与否和留针时间的长短，主要依据病情而定，一般留针 15~30 分钟。

（二）出针

出针就是将针拔出，一般先以左手持消毒干棉球按压在针孔周围，右手持针，轻轻捻转，慢慢提至皮下，然后将针拔出。针孔出血者，可用消毒干棉球轻轻按压。出针后应嘱患者休息片刻，不宜剧烈运动，同时必须保持针孔清洁。施术者最后要清点针数，防止遗漏针具。

行针手法

《标幽赋》写道："气之至也，如鱼吞钩饵之沉浮；气未至也，如闲处幽堂之深邃。"得气与否及气至速迟，不仅直接关系到针刺效果，而且可以帮助施术者窥测疾病的预后。因此，在得气、行气不顺利时，应依靠行针手法来加以调整。

行针又名运针，是进针后为了取得针感或进行补泻而施行的各种手法，是针刺的重要环节。行针手法主要分为基本手法和辅助手法两种，基本手法主要包括提插法和捻转法，辅助手法则是行针基本手法的补充。

辅助手法主要包括7种，分别是循法、弹法、刮法、摇法、搓法、飞法、震颤法。毫针行针手法以提插法和捻转法为基本操作方法，同时，需要根据临床病症选用适合的辅助手法，行针基本手法和辅助手法搭配使用，能够有效促使得气和加强针刺感应。

（一）基本手法

提插法： 针尖进入一定深度后，将针从浅层插向深层，再由深层提到浅层，称为"提插法"。提插的幅度、频率，需视病情和腧穴的位置而定。一般说来，提插幅度大、频率快，刺激量就大；提插幅度小、频率慢，刺激量就小。

捻转法： 针尖进入一定深度后，用拇指和食指一前一后来回捻动针柄，称为"捻转法"。捻转的幅度一般在180°~360°，并且要注意捻转时不能单向转动，以免肌纤维缠绕针身，增加患者局部疼痛，或造成出针困难。一般来说，捻转角度大、频率快，刺激量就大；捻转角度小、频率慢，刺激量就小。

（二）辅助手法

 循法：针刺后如无针感，可用手沿着腧穴所属经络循行路线或该腧穴上下左右轻轻按揉。循法多用于气至迟缓的虚证，也可用于邪气有余、经气滞涩的实证。此法可以推动气血，激发经气。

 弹法：是在留针过程中，用手指轻弹针柄，使针身微微振动，以加强得气感应的手法。此法可以激发针感，用于得气迟缓的患者。

 刮法：针尖到达一定深度后，用指甲刮动针柄，称为"刮法"。如以右手拇指抵住针柄顶端，同时用食指或中指指甲从针柄下端向上刮动，叫"单手刮针法"。如以左手拇指或食指抵住针柄顶端，右手拇指或食指指甲从上向下或从下向上刮动针柄，叫"双手刮针法"。刮法可以加强针感的扩散，用于催气、行气。

 摇法：针尖到达一定深度后，以手持针柄，将针摇动，即为摇法。如直立针身而摇，可加强得气感应；如卧倒针身而摇，可以使感应向一定方向传导。此法可用于行气。

 搓法：将针刺入一定深度后，右手持针柄作单向捻转，如搓线状，每次搓3~5周。不可过度捻转，以免肌纤维缠绕针身。此法用于催气、行气，也用于补泻。

 飞法：先用拇指和食指以较大幅度捻转3次左右，然后放手，张开拇指和食指，如飞鸟展翅之状，一捻一放，反复操作。此法可加强针感，用于催气、行气。

 震颤法：以右手持针柄，做小幅度、快速提插，使针身发生微微震颤。

以上行针的基本手法和辅助手法，既可在临床中单独使用，也能搭配使用。在不同的情况下应选用不同的辅助手法，比如刮法、弹法，可用于一些不适宜大幅度捻转的腧穴；飞法、震颤法，可用于一些肌肉丰厚处的腧穴；摇法，可用于较浅的腧穴。

毫针补泻法

补泻法的原则

　　针刺补泻，是根据《黄帝内经·灵枢·经脉》中"盛则泻之，虚则补之"的治疗原则而确立的两种不同的针刺方法。凡是能扶助正气，使低下的功能恢复正常的手法，称为"补法"。凡是能疏泄邪气，使亢进的功能恢复正常的手法，称为"泻法"。

　　正虚邪实是疾病的基本病机，补虚泻实、扶正祛邪是中医治疗的基本原则，也是针刺治疗的基本原则。针刺的运用原则是：虚证用补法，实证用泻法。针下有气的为实，针下无气的为虚。通过考察病情的缓急，决定补泻的先后顺序。根据气的虚实，决定留针或出针。

补泻法的依据

　　1. 辨经络　明辨经络是施行针灸的前提。要达到调理气血、扶正祛邪的目的，就必须理清经络的分布和联系。在刺法中，如浅刺和深刺与病邪留于经络的位置深浅有关；上病下取、下病上取，或左病取右、右病取左，与经络的循行有关；而经络气血流注的顺逆情况，则是针刺补泻的主要依据，如下文提到的迎随补泻法就是根据针刺的方向与经脉循行方向的顺逆而定的。

　　在针刺治疗中，还特别强调通过切循、按压辨别经络的虚实。即通过经络诊察，分析病变的虚实，确定补泻方法。临床上，如表现为麻痹、厥冷、陷下、消瘦、指下空虚及感觉迟钝等，通常被视为虚证，如表现为疼痛、红肿、硬结、肥大、指下涩紧及感觉过敏等，通常被视为实证。

　　2. 辨脉象　针刺治疗应根据脉象的虚实来决定针刺的深浅和补泻。脉实证实的患者，宜深刺，用泻法；脉虚证虚的患者，宜浅刺，用补法。此外，《黄帝内经》还列举了缓、急、大、小、滑、涩等各种脉象的不同针刺方法。

　　3. 辨形神　辨形神即依据患者的体质、形体，以及气、血、形、志、神等情况决定补泻或采用不同的刺法。

　　体质：《黄帝内经·灵枢·通天》将人的体质分为5种类型，即太阴之人、少阴之人、太阳之人、少阳之人、阴阳和平之人。不同的类型，有不同的针刺方法。

如太阴之人，要用较重的疾泻手法，不然就难以收敛；而少阴之人，血气易脱，用重泻手法，则容易出现衰败之相，所以要谨慎调理。

形体：胖人及成人体壮、皮肤硬实，针刺时应深刺久留；瘦人及幼儿针刺时应当浅刺疾出。

气、血、形、志、神：《黄帝内经·素问·调经论》中详细讨论了气、血、形、志、神与针刺补泻的关系。根据气、血、形、志、神 5 个方面的虚实病变，提出了针刺的补泻方法，其具体的补泻方法不尽相同，但总的原则是"有余泻之，不足补之"。

补泻的手法

（一）单式补泻手法

旋转补泻法

旋转补泻法，又称"捻转补泻法"，是以不同的捻针方法来区分的，在《黄帝内经》中记载较为简单。后世医家提出左转为补，即拇指向前、食指向后转；右转为泻，即食指向前、拇指向后转。所谓左转与右转并不是单一方向的连续捻转，而是指在拇指和食指指腹捻针时，以用力的轻重和速度的快慢来区分的。左转即拇指向前、食指向后转时用力重、速度较快，然后轻缓退回，再重复拇指向前的动作；而右转即食指向前、拇指向后时用力重、速度较快，然后拇指向前轻缓地恢复，再重复食指向前用力捻的动作。

目前临床上有两种方法：一种是按照上述方法，左转时用力重、角度大为补；右转时用力重、角度大为泻。另一种不分左转与右转，而是以捻转角度小、用力轻、频率慢、操作时间短者为补法；捻转角度大、用力重、频率快、操作时间长者为泻法。

提按（提插）补泻法

临床操作时，在得气的基础上将针反复重插轻提为补；相反，反复轻插重提为泻。提插法结合深浅的分层、速度的疾徐等可综合成多种复式补泻手法。目前临床应用时也可结合刺激的轻重，操作方法是：下针得气后，先浅后深，重插轻提，提插幅度小、频率慢、操作时间短者为补法；先深后浅，轻插重提，提插幅度大、频率快、操作时间长者为泻法。

疾徐补泻法

疾是快的意思，徐是慢的意思。疾徐补泻是以进针、出针的快慢来区分补泻的。操作时，补法是先在浅部候气，得气后将针慢慢地向内推入一定的深度，退针时疾速提至皮下；泻法是进针要快，一次就推进到应刺的深度候气，出针时要慢慢地分层而退。目前临床应用时，补法是进针时徐徐刺入，少捻转，疾速出针；泻法是进针时疾速刺入，多捻转，徐徐出针。

迎随补泻法

迎随，意指逆顺，这是补泻法的总则，可以概称各种补泻法为迎随。现代人所说的迎随补泻法，指的是在进针时，针尖随着经脉循行去的方向刺入为补，针尖迎着经脉循行来的方向刺入为泻。如《针灸大成》所载："得气以针头逆其经络之所来，动而伸之，即是迎；以针头顺其经脉之所在，推而内之，即是随。"这种针向顺逆的迎随补泻只是迎随补泻法的一种。

呼吸补泻法

该法是指在针刺时配合患者的呼吸。具体操作是：患者吸气时进针、转针，呼气时退针为泻法；反之，患者呼气时进针，吸气时退针为补法。

开阖补泻法

开阖补泻在《黄帝内经》中有具体的记载。《黄帝内经·灵枢·官能》记载："泻必用员……摇大其穴，气出乃疾。补必用方……气下而疾出之。推其皮，盖其外门，真气乃存。"《黄帝内经·素问·刺志论》也记载："入实者，左手开针空也。入虚者，左手闭针空也。"这两段的意思都是说，出针时不立即揉按针孔为泻法；出针后迅速揉按针孔为补法。

导气法

于补泻之外，《黄帝内经》中还有关于导气法的论述。《黄帝内经·灵枢·五乱》记载："徐入徐出，谓之导气。"这种手法是在得气的基础上将针缓缓下按上提，引导其气，导气法的目的在于调和精气，使病邪难以深入，正气得以恢复正常。

（二）复式补泻手法

烧山火手法

烧山火手法的操作可归纳为：将针刺入腧穴应刺深度的上 1/3（天部），得气后将针紧按慢提 9 次（或用捻转补法左捻 9 次）；再将针刺入中 1/3（人部），得气后紧按慢提 9 次（或左捻 9 次）；然后将针刺入下 1/3（地部），得气后紧按慢提 9 次（或左捻 9 次），此为一度。再将针提至上 1/3（天部），如前法反复操作数次，即数度，产生热感后，将针紧按至地部留针。在操作过程中，可配合呼吸补泻法中的补法，即在患者呼气时进针，吸气时退针出针，出针后按闭针孔。烧山火手法多用于调治顽麻冷痹、虚寒性疾病等。

透天凉手法

透天凉手法的操作可归纳为：将针刺入腧穴应刺深度的下 1/3（地部），得气后将针紧提慢按 6 次（或用捻转泻法右捻 6 次）；再将针提至中 1/3（人部），得气后紧提慢按 6 次（或右捻 6 次）；然后将针提至上 1/3（天部），得气后紧提慢按 6 次（或右捻 6 次），此为一度。再将针插至下 1/3 处，如前法反复操作数次，即数度，产生凉感后，将针提至天部留针。在操作过程中，可配合呼吸补泻法中的泻法，即在患者吸气时进针、转针，呼气时退针出针，出针时不按针孔。透天凉手法多用于调治热痹、痈肿等实热性疾病，也用于肌热骨蒸等热证。

应当注意，烧山火、透天凉等复式补泻手法，操作复杂，针感也较重，多用于四肢肌肉丰厚处，如足三里、曲池等穴，而肌肉浅薄处，如头面部、肢端、胸部等处穴位不宜使用。使用烧山火、透天凉手法时重复次数不宜太多，如无热感或凉感出现也不必强求，以免刺激过重，给患者带来不适。

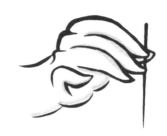

针刺前的准备

消毒

目前，临床上使用的针灸针都是一次性针具，不需要再进行单独的器械消毒，但在针刺治疗前必须对施术者手指和施术部位进行消毒。在针刺前施术者的手要用肥皂水洗擦干净，或用酒精棉球涂擦后，才可持针操作；在所选定的腧穴及附近皮肤上，用浓度为70%~75%的酒精棉球擦拭即可。腧穴皮肤消毒后，必须避免接触污物，防止再次被污染。

体位的选择

患者体位是否合适，对取穴和针刺操作有一定的影响。对于重症、体弱或精神紧张的患者来说，体位的选择更为重要。如体位不当，会造成施术者取穴困难，也不宜留针，体位变化又会引起弯针或折针，给患者增加不适。因此，选择合适的体位具有重要的临床意义。

因腧穴各有特点，取穴必须采用适合的体位，有的宜伸而取之，有的宜屈而取之，有的宜屈伸结合而取之，有的宜卧位，有的宜坐位，这样才能找准部位、腧穴，保证针刺的效果。

（一）选择体位的原则

（1）便于正确取穴及针刺操作。如取曲池须屈肘，取环跳须侧卧。

（2）患者体位应舒适自然，便于持久留针，这样可防止因体位改变而引起弯针、折针等。

（3）尽量选用一种体位，兼顾所有要取的腧穴。

（4）考虑体质及病情。比如年老体弱、初诊、精神紧张者，以及受病情影响，无法久坐者宜取卧位，肢体畸形的患者选体位时要灵活。

（二）常用体位

（1）卧位

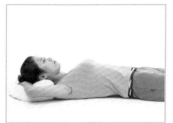
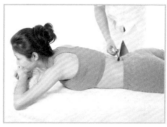
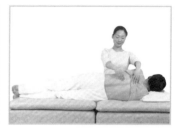

仰卧位适用于取头面部、胸腹部的腧穴及四肢的部分腧穴。　俯卧位适用于取头项部、背部、腰部、臀部及下肢后面的腧穴。　侧卧位适用于取侧头、侧胸、侧腹、臀及下肢外侧等部位的腧穴。

（2）坐位

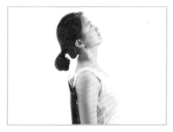
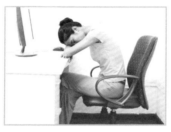
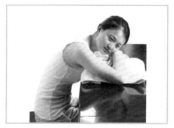

仰靠坐位适用于取头面部、颈部、胸部、四肢的部分腧穴。　俯伏坐位适用于取头项部、肩背部的腧穴。　侧伏坐位适用于取侧头部、颈项部的腧穴。

（3）上肢体位

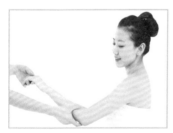
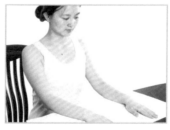
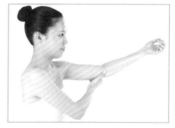

屈肘侧掌位适用于取上肢前面的腧穴。　屈肘俯掌位适用于取上肢背侧、臂外侧的腧穴。　伸肘仰掌位适用于取手掌、臂内侧的腧穴。

（4）特定体位

除了上述介绍的体位，有些腧穴需要特定的取穴体位，才能准确取穴，收到较好的治疗效果，具体采用哪种体位要根据实际情况而定。

发生针刺意外怎么办

针刺是一种比较安全、有效的治疗方法，但是如果操作不慎、疏忽大意，或犯了针刺的禁忌，或针刺手法不当，或对人体缺乏全面了解，或患者体位不合适、精神紧张，或针具质量不好，往往会导致一些意外出现，给患者带来不适，影响治疗效果。常见的意外情况有以下几种。

晕针

现象： 患者在针刺过程中，可能出现面色苍白、头晕目眩、心慌气短、出冷汗、胸闷、恶心、精神萎靡等情况，严重者可能会发生神志昏迷、二便失禁、脉微细欲绝等情况。

原因： 患者体质虚弱、精神过度紧张，或在劳累、大汗、大泻、大出血后针刺，或体位不合适以及施针者针刺时手法过重等。

处理： 立即停止针刺，并将已刺之针拔出，使患者平卧，头位稍低，松开衣服。轻者静卧片刻，饮温水或热茶后即可恢复。重者在上述处理的基础上，可针刺人中、内关、涌泉、足三里等穴，并可温灸百会、气海、关元等穴，即能缓解。必要时应配合其他急救措施。

滞针

现象： 在行针时或在留针后，施针者感觉针下涩滞，捻转、提插、出针均感困难，若勉强提插捻转，则患者疼痛较剧。

原因： 患者精神紧张；行针时用力过猛，提插捻转时指力不均匀或向一个方向连续捻转；针身刺入肌腱以及行针捻转时角度过大等。

处理： 若患者精神紧张，局部肌肉过度收缩，可稍延长留针时间，或于滞针腧穴附近进行循按，或叩弹针柄，或在附近再刺一针，以宣散气血而缓解肌肉的紧张。若由行针不当或单向捻针导致，可向相反方向将针捻回，并用刮柄法、弹柄法，使缠绕的肌纤维回释，即可消除滞针。

弯针

现象： 进针时或将针刺入腧穴后，针身弯曲，改变了进针时刺入的方向和角度。常伴有提插、捻转及出针困难，患者可能会感到疼痛。

原因： 施术者进针时手法不熟练，用力过猛或针尖碰到坚硬组织；留针时患者体位移动；针柄受到外物压迫或碰撞；滞针后未能及时处理等。

处理： 如果针身轻微弯曲，不可再行提插捻转法，可将针缓慢退出；如果针身弯曲角度较大，应轻微摇动针身，顺着弯曲方向将针退出；若由患者体位移动所致，应使患者先恢复原来的体位，待局部肌肉放松后，再将针缓缓退出。切忌强行拔针，以免出现断针。

血肿

现象： 出针后，针刺部位皮下出血，引起肿胀疼痛，局部皮肤呈青紫色。

原因： 针刺时损伤小血管；针尖弯曲带钩。

处理： 微量皮下出血，针刺局部有小块青紫时，一般不必处理，可自行消退；如局部青紫、肿痛较严重或活动不便，要先进行冷敷止血，再进行热敷，或在局部轻轻按揉，以促使瘀血消散吸收。

断针

现象： 行针时或出针后发现针身折断，断端部分针身可能尚露于皮肤外，也可能完全没入皮肤之下。

原因： 针具质量差，针身或针根已有损坏剥蚀，针刺前失于检查；行针时强力提插、捻转，肌肉猛烈收缩；针刺时将针身全部刺入腧穴；留针时患者体位移动或外物碰撞针柄；滞针、弯针现象未及时处理；在使用电针时骤然加大强度等。

处理： 发现断针后，应叮嘱患者保持原有体位，切勿乱动，以防断针陷入肌肉深层。若断端尚露在皮肤之外，可用镊子夹住断端将针取出，若断端与皮肤相平或稍凹陷于体内，可用左手拇指、食指垂直向下挤压针孔两旁，使断端暴露体外，再用镊子取出。若断端完全陷入肌肉层，应视其所在部位的情况进行下一步的处理：如果在重要脏器附近或在肢体活动处，应于放射科进行定位，施行外科手术取出；若断针长度较短，又不在重要部位，不影响日常活动，可不做处理，定期随访检查，必要时再做处理。

针刺注意事项

为了减少针刺治疗的意外，在针刺治疗前后，应重点关注以下事项：

（1）在针刺前对患者进行详细的问诊和体检，了解患者的身体状况和病情，避免针刺不当导致病情加重或出现不良反应。

（2）在针刺前需要确认患者的身体状态是否适合针刺，如果处于饥饿、疲劳、精神紧张等状态下，则不宜针刺。

（3）在针刺前需要严格消毒，避免交叉感染。

（4）在针刺时需要严格控制针刺角度和深度，避免损伤重要器官和血管。

（5）在针刺后需要观察患者的反应，如有异常反应，则需要及时处理。

（6）针刺后需要注意饮食和休息，避免剧烈运动和情绪激动。

针刺并非适用于所有人群，为了避免意外发生，以下人群应格外注意：

（1）破损、感染、溃疡、瘢痕或长有肿瘤的部位不适宜进行针刺。

（2）凝血机制障碍患者，不适宜进行针刺治疗。

（3）心脏装有支架、起搏器的患者，在针刺的时候要降低刺激量。

（4）妊娠3个月以内的孕妇，下腹部腧穴不宜针刺；妊娠3个月以上的孕妇，腹部及腰骶部腧穴不宜针刺，可能引起子宫收缩的腧穴也不能针刺。

灸法

灸法是以艾绒为主要材料，点燃后在体表特定的部位进行烧、灼、熏熨，给人体以温热刺激，达到温通经络、益气活血、防治疾病的一种外治法，是针灸学的重要组成部分。

灸法的种类

艾炷灸

古代针灸著作中的灸法大多指的是艾炷灸。所谓艾炷灸就是将艾绒制成大小不等的圆锥形艾炷，置于腧穴上点燃施灸。将艾炷直接放在皮肤上烧灼的称为"直接灸"，又叫"明灸"。根据烧灼的程度，直接灸又分为化脓灸和非化脓灸。艾炷不直接放在皮肤上，而是用药物隔开，也就是将艾炷放在姜片、蒜片、药饼等物上施灸的，称为"间接灸"，又叫"隔物灸"。

温针灸

温针灸是针刺与艾灸相结合的一种方法，适用于既需要留针，又需施灸的疾病。温针灸的操作方法是：在针刺得气后，将毫针留在适当的深度，在针柄上穿置一段长1~2厘米的艾条施灸，或在针柄上捏上一小团艾绒施灸，直到艾条或艾绒烧完为止，使热力通过针身传入体内，达到防治疾病的目的。温针灸在使用时应注意防止艾绒脱落，烧伤皮肤或烧坏衣物、床单等，灸时需叮嘱患者不要移动体位。

艾条灸

艾条灸，又称"艾卷灸"，是将艾条点燃后置于腧穴或病变部位上进行熏灼的方法。也可在艾绒中加入药物制成药物艾条，称"药条灸"。该法使用简便，效果良好，为目前临床所常用。

温灸器灸

温灸器又叫"灸疗器"，形式多种多样，目前临床应用的有温灸架、温灸筒、温灸盒等，其中常用的是温灸盒。温灸盒灸是指在一种特制的盒形木制灸具中装入艾条，并将温灸盒固定在患者身体上施灸的方法。温灸盒的制作方法如下：取厚约 0.5 厘米的木板，制成长方形木盒，下面不安底，上面制作一个可随时取下的盖，在盒内中下部，距底边 3~4 厘米处，安一块铁纱。

施灸时，把温灸盒安放于应灸部位之上，点燃艾条后，置铁纱上，盖上盒盖，每次可灸 15~30 分钟。此法适用于较大面积的灸治，尤其适用于腰部、背部、臀部、腹部等处。

其他灸法

其他灸法的种类很多，如灯草灸、天灸，以及近代的电热灸等。这里主要介绍灯草灸及天灸。

灯草灸：又称"灯火灸""打灯火"等。因其操作简便，对某些疾病有较好的疗效，故在民间流传较广。

取 10 厘米长的灯心草，一端蘸麻油或其他植物油（蘸油长度为 0.5~1 厘米），点燃起火后，对准腧穴猛一接触，然后迅速离开，此时可听到"叭"的一声爆焠声，如无此响可重复一次。灸后皮肤有一点发黄，有时可起小疱。注意蘸油不宜太多，或用棉纸将所蘸浮油擦去，以免烫伤皮肤。

天灸：又称"药物灸""发疱灸"，是将某些有刺激性的药物贴敷在腧穴上，让其局部发疱，从而达到治疗目的的一种方法。

施灸前的准备

灸量

在艾炷灸中，施灸量的多少取决于艾炷大小及壮数多少。

（一）艾炷大小

艾炷分大、中、小三种，小者如小麦粒大，中者如半枣核大，大者如蒜头大。一般直接灸用小炷或中炷，间接灸用中炷或大炷。

（二）壮数多少

施灸时每燃烧1个艾炷称为"1壮"，"壮"是施灸量的单位名称。将规定的壮数一次灸完叫"顿灸"，若分几次施灸则叫"报灸"。灸的壮数多少要因人、因病、因穴而异。

因人而异：初病、体壮者，壮数宜多；久病、体弱、妇女、老幼，壮数宜少。

因病而异：一般来说，沉寒痼冷、阳气欲脱者，宜大炷多壮；而风寒痹痛者，若施灸过度则容易导致邪火内郁，产生不良后果。故临床上要根据病情，具体分析，灵活掌握。

因穴而异：一般头面部、胸部、四肢皮薄多筋骨处的腧穴，不宜多灸，而腰背部、腹部、肩部、两股部的腧穴可多灸。

灸感及灸法补泻

（一）灸感

灸感是指施灸时患者的自我感觉。由于灸法主要是靠灸火直接或间接地在体表施以适当的温热刺激来起到防治疾病和保健的作用，故除瘢痕灸外，一般以患者感觉灸处局部皮肤及皮下温热或微有灼痛为度，此时温热刺激可直达深部，经久不消，或可出现循经感传现象。

（二）灸法补泻

灸法的补泻亦需根据辨证施治的原则，虚证用补法，实证用泻法。采用补法时，无须以口吹艾火，让其自然缓缓燃尽为止，以补其虚；采用泻法时，应当快速吹艾火至燃尽，使艾火的热力迅速透达穴位深层，以泻邪气。

灸法的适应证与禁忌证

（一）适应证

1. 温经散寒：对于由寒凝血滞、经络痹阻引起的各种病症，如风寒湿痹、寒疝腹痛等，灸法可以起到温经散寒的作用。

2. 疏风解表：对于外感风寒表证以及中焦虚寒、呕吐、泄泻等症状，灸法能够起到疏风解表的作用。

3. 回阳固脱：对于脾肾阳虚之症，如久泻、久痢、遗精、阳痿、早泄、虚脱等症状，灸法可以起到回阳固脱的作用。

4. 补中益气：对于中气下陷、脏器下垂之症，如胃下垂、肾下垂、子宫脱垂，以及崩漏日久不愈等症状，灸法能够起到补中益气的作用。

5. 降逆下气：对于气逆上冲的病症，如肝阳上亢之证可以用艾灸疗法调理。

6. 防病保健：艾灸还有一定防病保健的功效，无病时，常灸关元、气海、命门、中脘等腧穴，可以保健。

7. 消瘀散结：常用于治疗瘀血凝滞之病，如乳痈初起，瘰疬瘿瘤等。

8. 引热外行：可以使皮肤腠理开放，引热外行。可用于治疗某些实热病症，如疔肿、带状疱疹、丹毒等。也可用于阴虚发热，如用膏肓、四花等穴治疗骨蒸潮热、虚劳咳喘等。

（二）禁忌证

（1）极度疲劳和对灸法恐惧者，应谨慎施灸。

（2）孕妇的腹部和腰骶部不宜施灸。

（3）阴虚阳亢和邪热内炽者不宜施灸。

（4）有明显出血倾向和凝血功能较差者不宜施灸。

（5）外感温病、阴虚内热、实热症者不宜施灸。

（6）老人与幼儿应尽量少用或不用直接灸。

（7）对艾叶过敏者不可施灸。

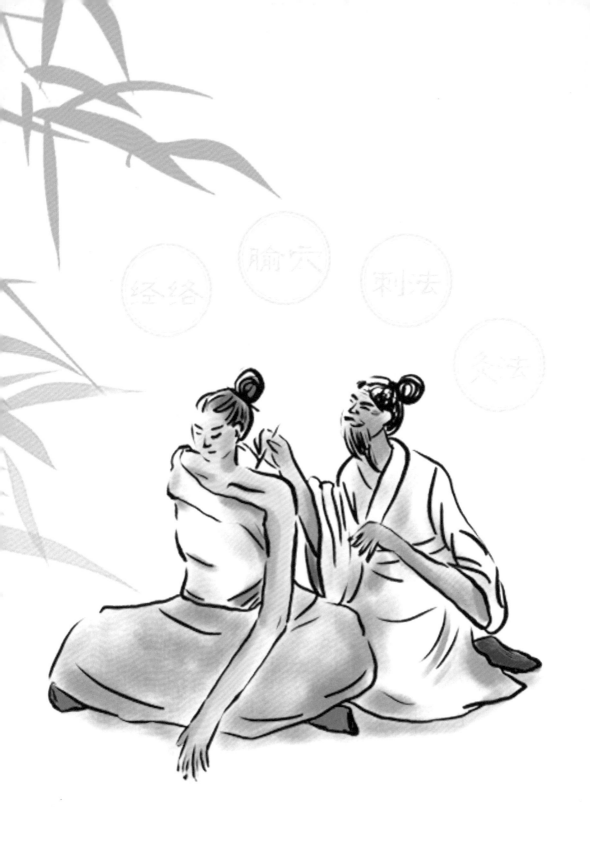

第二章
十二经脉针灸
常用穴位

十二经脉贯穿全身，是气血运行的通道，经脉上的每个穴位都有其特定的疗效。在针灸治疗中，不光要有合格的针灸技术，还要有认穴、取穴的本事。

手太阴肺经

手太阴肺经是十二经脉循行的起始经脉，经脉在循行过程中与肺脏相连，并向下与大肠相联络。因此，在中医理论中，肺脏与大肠被视为相表里的脏腑。肺脏在五脏六腑中位置最高，呈圆锥形，其叶下垂，很像战国时期马车的伞盖，因此有"五脏六腑之华盖"之称。

肺经循行路线

手太阴肺经起于中焦，向下联络大肠，回绕过来循胃口，向上穿过横膈，属于肺脏，从气管、喉咙部横出至腋下，沿上臂内侧，行于心经和心包经前，下至肘窝中，沿前臂内侧前缘进入寸口，经过鱼际，并沿着鱼际的边缘到达拇指指端。分支从手腕的后方分出，沿掌背侧走向食指桡侧，出其末端，接大肠经。

腧穴小结

本条经穴一侧穴位11个，左右共22个。首穴为中府，末穴为少商。

肺经主治病候

- **肺系病症**：咳嗽、气喘、咽喉肿痛、胸痛等。
- **其他病症**：肩背痛、肘臂挛痛、手腕痛等。

肺经五腧穴

木	←--- 井穴 ---→	少商
火	←--- 荥穴 ---→	鱼际
土	←--- 输穴 ---→	太渊
金	←--- 经穴 ---→	经渠
水	←--- 合穴 ---→	尺泽

肺经保养时间

寅时（3:00~5:00）肺经当令，但此时人已经进入睡眠状态，不便保养肺经，可从同名经上找，即在巳时（9:00~11:00），足太阴脾经当令的时段，对肺经和脾经进行拍打或按摩。

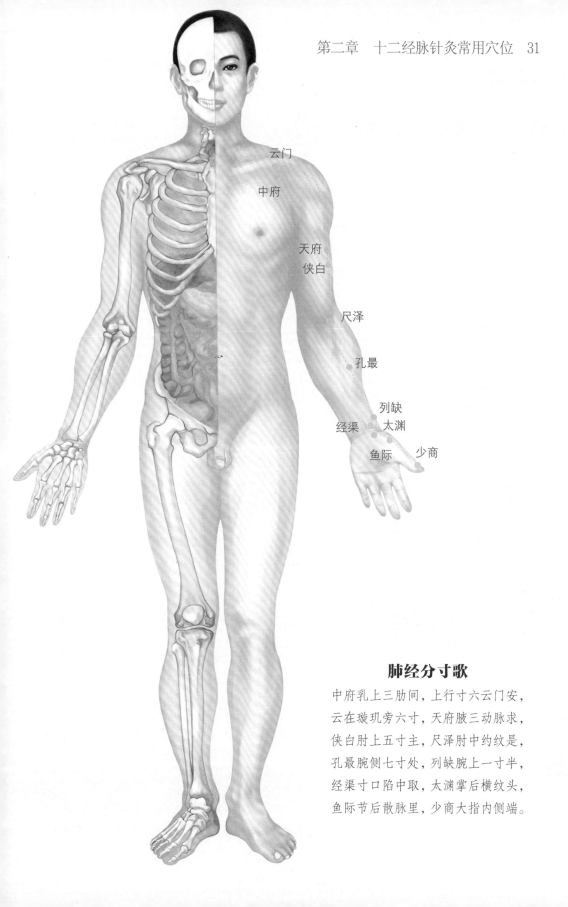

云门

中府

天府
侠白

尺泽

孔最

列缺
经渠　太渊

鱼际　少商

肺经分寸歌

中府乳上三肋间，上行寸六云门安，
云在璇玑旁六寸，天府腋三动脉求，
侠白肘上五寸主，尺泽肘中约纹是，
孔最腕侧七寸处，列缺腕上一寸半，
经渠寸口陷中取，太渊掌后横纹头，
鱼际节后散脉里，少商大指内侧端。

中府

✏️ **功效**　肃降肺气　　🪡 **刺法**　斜刺 0.5~0.8 寸；　　🕯️ **灸法**　可灸
　　　　　　　　　　　　　　　　禁直刺、深刺

中府是手太阴肺经的募穴。具有止咳平喘的功效，长于肺系病症，主治肺炎、哮喘、胸痛、支气管扩张等症。

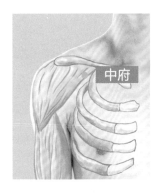
中府

精准定位： 在胸部，横平第 1 肋间隙，锁骨下窝外侧，前正中线旁开 6 寸。

快速取穴： 正立，锁骨外侧端下方有一凹陷，该处再向下 1 横指处即是。

局部解剖： 当胸大肌、胸小肌处，内侧深层为第 1 肋间内、外肌；上外侧有腋动、静脉，胸肩峰动、静脉；布有锁骨上神经中间支，胸前神经分支和第 1 肋间神经外侧皮支。

尺泽

✏️ **功效**　调理肺气　　🪡 **刺法**　直刺 0.5~0.8 寸，　　🕯️ **灸法**　可灸
　　　　　　　　　　　　　　　　或点刺出血

尺泽是手太阴肺经的合穴。具有滋阴润肺、降逆止呕的功效，主治咳嗽、咽喉肿痛、过敏、湿疹、肘臂疼痛等症。

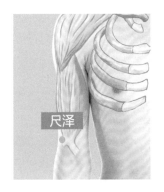
尺泽

精准定位： 在肘区，肘横纹上，肱二头肌腱桡侧缘凹陷中。

快速取穴： 先找到肱二头肌腱，在其桡侧的肘横纹中取穴。

局部解剖： 在肘关节，当肱二头肌腱桡侧，肱桡肌起始部；有桡侧返动、静脉分支及头静脉；布有前臂外侧皮神经，直下为桡神经。

列缺

🖊功效　解表散邪　　📍刺法　斜刺0.5~0.8寸　　🪡灸法　可灸

列缺为八脉交会穴之一，通于任脉，是手太阴肺经的络穴。具有通利咽喉、宣肺理气的功效，主治咳嗽、气喘、偏头痛、正头痛、咽喉痛、落枕等症。

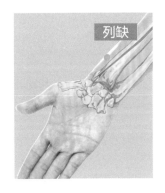

精准定位： 在前臂，腕掌侧远端横纹上1.5寸，拇短伸肌腱与拇长展肌腱之间，拇长展肌腱沟的凹陷中。

快速取穴： 两手虎口相交，一手食指压另一手桡骨茎突上，食指指尖到达处即是。

局部解剖： 在肱桡肌腱与拇长展肌腱之间；有头静脉及桡动、静脉分支；布有前臂外侧皮神经和桡神经浅支的混合支。

少商

🖊功效　清热利咽　　📍刺法　直刺0.1寸，　　🪡灸法　可灸
　　　　　　　　　　　　或点刺放血

少商是手太阴肺经的井穴，是十三鬼穴之一的鬼信。具有醒脑开窍、镇静解痉的功效，主治咳嗽、咽喉肿痛、慢性咽炎、扁桃体炎、热病、感冒等症。

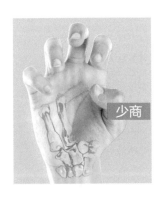

精准定位： 在手指，拇指末节桡侧，指甲根角侧上方0.1寸（指寸）。

快速取穴： 将拇指伸直，沿拇指指甲桡侧缘和下缘各作一切线，两线交点处即是。

局部解剖： 有指掌侧固有动、静脉所形成的动、静脉网；布有前臂外侧皮神经和桡神经浅支的混合支，正中神经的掌侧固有神经的末梢神经网。

手阳明大肠经

手阳明大肠经在食指与手太阴肺经衔接，在鼻旁与足阳明胃经相接，联系的脏腑器官有口、下齿、鼻等。大肠经对淋巴系统有自然保护之功能，经常刺激可增强人体免疫力，因此可以说大肠经是人体淋巴系统的"保护神"。

大肠经循行路线

手阳明大肠经起于食指末端，沿食指桡侧缘，经过第1、2掌骨之间，上行至腕后两筋之间，沿前臂桡侧进入肘外侧，再沿上臂外侧前缘上行至肩部，出肩部前缘，向上交会于大椎，下入缺盆部，络于肺，通过横膈，属于大肠。颈部支脉从缺盆部上行至颈部，通过面颊，进入下齿，又经口角过上唇，交会于人中，左边的经脉走向右侧，右边的经脉走向左侧，上夹对侧鼻旁，接胃经。

腧穴小结

本条经穴一侧穴位20个，左右共40个。首穴为商阳，末穴为迎香。

大肠经主治病候

- **头面五官病症：**牙痛、咽喉肿痛、口眼歪斜。
- **热病、神志病：**热病昏迷、眩晕、癫狂等。
- **胃肠病症：**腹胀、腹痛、肠鸣、泄泻等。
- **其他病症：**手臂酸痛、半身不遂等。

大肠经五腧穴

金	◄--- 井穴 ---►	商阳
水	◄--- 荥穴 ---►	二间
木	◄--- 输穴 ---►	三间
火	◄--- 经穴 ---►	阳溪
土	◄--- 合穴 ---►	曲池

大肠经保养时间

卯时（5:00~7:00）大肠经当令，大肠蠕动速度加快，宜养成清晨排便的习惯。此时可用刮痧、按摩等方法沿着大肠经刺激经络，有助于清除体内的热毒。

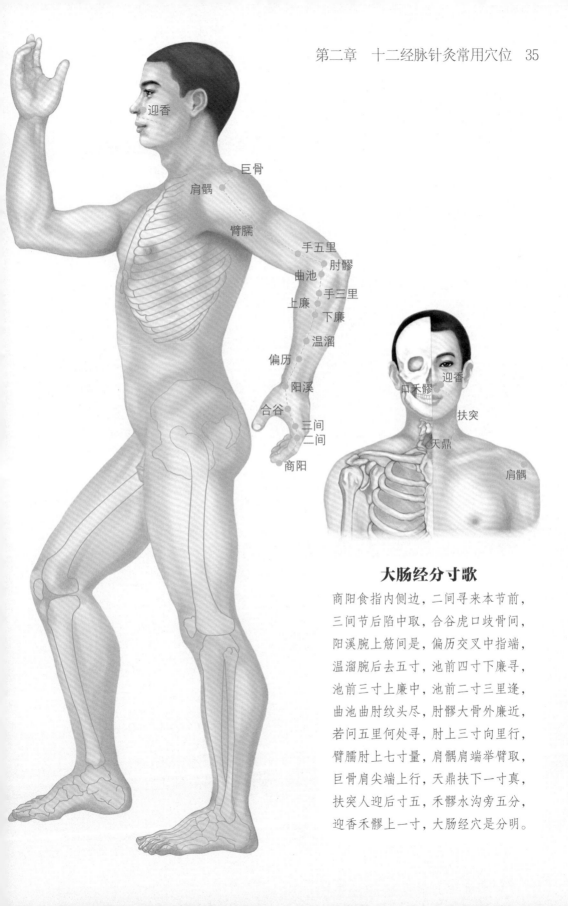

大肠经分寸歌

商阳食指内侧边，二间寻来本节前，
三间节后陷中取，合谷虎口歧骨间，
阳溪腕上筋间是，偏历交叉中指端，
温溜腕后去五寸，池前四寸下廉寻，
池前三寸上廉中，池前二寸三里逢，
曲池曲肘纹头尽，肘髎大骨外廉近，
若问五里何处寻，肘上三寸向里行，
臂臑肘上七寸量，肩髃肩端举臂取，
巨骨肩尖端上行，天鼎扶下一寸真，
扶突人迎后寸五，禾髎水沟旁五分，
迎香禾髎上一寸，大肠经穴是分明。

合谷

✎ 功效　清热解表　　↡ 刺法　直刺 0.5~0.8 寸　　◺ 灸法　可灸

合谷是手阳明大肠经的原穴。具有镇静安神、理气止痛的功效，主治外感发热、头痛目眩、鼻塞、牙痛、便秘、月经不调等症。

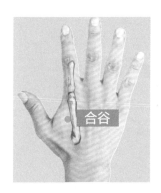

精准定位： 在手背，第 2 掌骨桡侧的中点处。

快速取穴： 右手拇指、食指张开呈 90°，左手拇指指间关节横纹压在右手虎口上，指尖点到处即是。

局部解剖： 在 1、2 掌骨之间，第 1 掌骨间背侧肌中，深层有拇收肌横头；有手背静脉网，腧穴近侧正当桡动脉从手背穿向手掌处；布有桡神经浅支的掌背侧神经，深部有正中神经的指掌侧固有神经。

手三里

✎ 功效　清肠利腑　　↡ 刺法　直刺 0.5~0.8 寸　　◺ 灸法　可灸

手三里是手阳明大肠经的常用穴位。具有疏经通络、和胃利肠的功效，主治腹痛、泄泻、肩周炎、上肢不遂、牙痛等症。

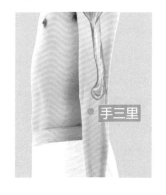

精准定位： 在前臂，肘横纹下 2 寸，阳溪与曲池连线上。

快速取穴： 先找到曲池、阳溪，两者连线，曲池向下 3 横指处即是。

局部解剖： 有桡侧腕短伸肌、桡侧腕长伸肌，深层为旋后肌；有桡返动脉分支；布有前臂背侧皮神经及桡神经深支。

曲池

✏️ 功效　疏经通络　　🌱 刺法　直刺 0.5~1.2 寸　　🖌️ 灸法　可灸

曲池是手阳明大肠经的合穴。具有散风止痒、清热消肿的功效，主治感冒、外感发热、咳嗽、气喘、腹痛、手臂肿痛等症。

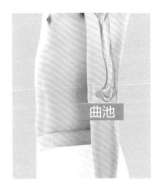
曲池

精准定位： 在肘区，尺泽与肱骨外上髁连线的中点处。

快速取穴： 先找到尺泽和肱骨外上髁，其连线中点处即是。

局部解剖： 在肱桡肌的桡侧，桡侧腕长伸肌的起始部；有桡返动脉分支；布有前臂背侧皮神经，内侧深层为桡神经本干。

迎香

✏️ 功效　散风清热　　🌱 刺法　直刺 0.2~0.4 寸，
　　　　　　　　　　　　　　或斜刺 0.3~0.5 寸　　🖌️ 灸法　不宜灸

迎香是手阳明大肠经的末穴。具有通利鼻窍的功效，主治鼻塞、过敏性鼻炎、鼻出血、面神经麻痹、黄褐斑、酒糟鼻等症。

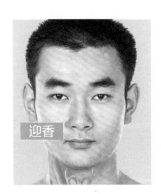
迎香

精准定位： 在面部，鼻翼外缘中点旁，鼻唇沟中。

快速取穴： 于鼻翼外缘中点的鼻唇沟中取穴。

局部解剖： 有上唇方肌；面动、静脉及眶下动、静脉分支；布有面神经与眶下神经的吻合丛。

足阳明胃经

足阳明胃经在鼻旁与手阳明大肠经衔接，在足大趾与足太阴脾经相接，联系的脏腑器官有鼻、目、上齿、口唇、喉咙和乳房等。胃是气血生成的地方，气血是人体最基本的保障，因此，调和胃气，增强脾胃运化功能，有利于促进气血充足，维持身体健康。

胃经循行路线

足阳明胃经起于鼻翼两侧，旁入膀胱经，向下沿鼻外侧，进入上齿，复出绕过口角，相交于承浆处，再向后沿着下颌出大迎，经颊车，上行耳前，经颧弓上行，沿发际，到达前额。面部支脉从大迎前下走人迎，沿喉咙向下，入缺盆部，通过横膈，属于胃，联络脾脏。直行经脉从缺盆部向下，经乳中，夹脐旁，进入气冲。胃下口部支脉行走腹中，至气冲与直行经脉会合，下行到髀关，抵伏兔部，下至膝盖，沿胫骨前外侧，经脚背进入中趾内侧趾缝。胫部支脉从足三里分出，进入中趾外侧。脚背部支脉从脚背分出，进入足大趾，出足大趾末端，与脾经相接。

腧穴小结

本条经穴一侧穴位 45 个，左右共 90 个。首穴为承泣，末穴为厉兑。

胃经主治病候

- **胃肠病症：**食欲不振、胃痛、呕吐、噎嗝、腹胀、泄泻、痢疾、便秘等。
- **头面五官病症：**目赤痛痒、目翳、眼睑瞤动等。
- **神志病症：**癫狂。
- **其他病症：**下肢痿痹、转筋等。

胃经五腧穴

金	←--- 井穴 ---→	厉兑
水	←--- 荥穴 ---→	内庭
木	←--- 输穴 ---→	陷谷
火	←--- 经穴 ---→	解溪
土	←--- 合穴 ---→	足三里

胃经保养时间

辰时（07:00~09:00）胃经最旺。人在此时段吃早餐容易消化，吸收也好，早餐可安排温和养胃的食物。饭后1小时循按胃经是个不错的选择，可以调节人体的胃肠功能。

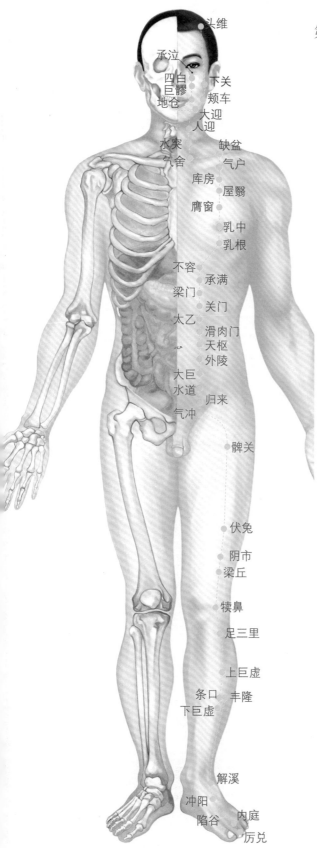

胃经分寸歌

胃之经兮足阳明，承泣目下七分寻，
四白目下一寸取，巨髎鼻孔旁八分，
地仓挟吻四分近，大迎颔前寸三分，
颊车耳下曲颊陷，下关耳前动脉行，
头维神庭旁四五，人迎喉旁寸五真，
水突筋前迎下在，气舍突下穴相乘，
缺盆舍外横骨内，相去中行四寸明，
气户璇玑旁四寸，至乳六寸又四分，
库房屋翳膺窗近，乳中正在乳头心，
次有乳根出乳下，各一寸六不相侵，
却去中行须四寸，以前穴道为君陈，
不容巨阙旁二寸，却近幽门寸五新，
其下承满与梁门，关门太乙滑肉门，
上下一寸无多少，共去中行二寸寻，
天枢脐旁二寸间，枢下一寸即外陵，
枢下二寸大巨穴，枢下三寸水道在，
水下一寸归来好，距离中行二寸边，
气冲鼠蹊上一寸，又距曲骨二寸间，
髀关膝上有尺二，伏兔膝上六寸是，
阴市膝上方三寸，梁丘膝上二寸记，
膝膑陷中犊鼻存，膝下三寸三里穴，
膝下六寸名上廉，膝下八寸条口位，
膝下九寸下廉看，踝上八寸丰隆量，
解溪跗上系鞋处，就在踝横纹中央，
冲阳跗上五寸唤，陷谷庭后二寸间，
内庭次趾外间陷，厉兑大次趾外端。

颊车

✏️ 功效　散风清热　　🪡 刺法　直刺 0.3~0.5 寸，或平刺 0.5~1.0 寸　　🕯️ 灸法　可灸

颊车是足阳明胃经的常用腧穴。具有安神利窍、开关通络的作用，主治口眼歪斜、牙关紧闭、面部痉挛等症。

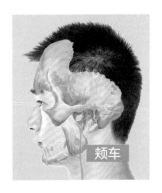

精准定位： 在面部，下颌角前上方 1 横指（中指）。

快速取穴： 上下牙关咬紧时，隆起的咬肌高点，放松时凹陷处即是。

局部解剖： 在下颌角前方，有咬肌；有咬肌动、静脉；有耳大神经、面神经颊支及下颌缘支分布。

天枢

✏️ 功效　疏理中焦　　🪡 刺法　直刺 0.8~1.2 寸　　🕯️ 灸法　可灸

天枢是大肠之气结聚于腹部的募穴，对肠功能有调整作用。具有升清降浊、调经止痛的功效，主治呕吐、腹胀、肠鸣、泄泻、痢疾、便秘、口腔溃疡、月经不调等症。

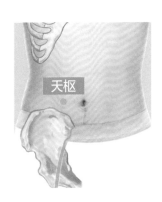

精准定位： 在腹部，横平脐中，前正中线旁开 2 寸。

快速取穴： 仰卧，肚脐旁开 3 横指，按压有酸胀感处即是。

局部解剖： 当腹直肌及其鞘处；有第 10 肋间动、静脉分支及腹壁下动、静脉分支；布有第 10 肋间神经分支（内部为小肠）。

梁丘

✎ 功效 和胃消肿   ⚕ 刺法 直刺或斜刺 0.5~1.2 寸   ✒ 灸法 可灸

梁丘是足阳明胃经的郄穴。具有宁神定痛、通经利节的功效，主治胃痛、肠鸣、泄泻、膝关节炎等症。

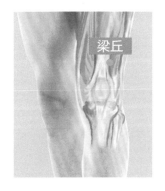

精准定位： 在股前区，髌底上 2 寸，股外侧肌与股直肌肌腱之间。

快速取穴： 坐位，下肢用力蹬直，髌骨外上缘上方凹陷正中处即是。

局部解剖： 在股直肌和股外侧肌之间；有旋股外侧动脉降支；布有股前皮神经、股外侧皮神经。

足三里

✎ 功效 健脾化痰   ⚕ 刺法 直刺 0.6~1.3 寸   ✒ 灸法 可灸

足三里是足阳明胃经的合穴，是胃腑的下合穴。具有和胃降逆、补益正气的功效，主治胃痛、呕吐、泄泻、便秘、头痛、眩晕、鼻塞、脾胃虚弱、贫血、手足怕冷等症。

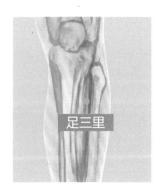

精准定位： 在小腿外侧，犊鼻下 3 寸，犊鼻与解溪连线上。

快速取穴： 站位弯腰，同侧手虎口围住髌骨上外缘，余四指向下，中指指尖处即是。

局部解剖： 在胫骨前肌、趾长伸肌之间；有胫前动、静脉；为腓肠外侧皮神经及隐神经的皮支分布处，深层当腓深神经。

丰隆

✏️ 功效　化痰定喘　　🌱 刺法　直刺 0.5~1.2 寸　　🖊️ 灸法　可灸

丰隆是足阳明胃经的络穴。具有宁心安神、和胃降逆的功效，主治呕吐、便秘、水肿、头痛、眩晕、痰多、癫狂、下肢痿痹等症。

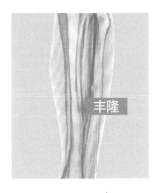

精准定位： 在小腿外侧，外踝尖上 8 寸，胫骨前肌的外缘。

快速取穴： 先找到条口，向外 1 横指，按压有沉重感处即是。

局部解剖： 在趾长伸肌外侧和腓骨短肌之间；有胫前动脉分支；当腓浅神经处。

解溪

✏️ 功效　和胃降逆　　🌱 刺法　直刺 0.3~0.6 寸　　🖊️ 灸法　可灸

解溪是足阳明胃经的经穴。具有宁神止惊、舒筋活络的功效，主治面部浮肿、腹胀、下肢肿痛、头痛、眩晕、癫狂等症。

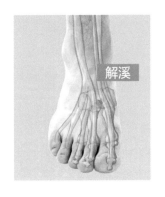

精准定位： 在踝区，踝关节前面中央凹陷中，姆长伸肌腱与趾长伸肌腱之间。

快速取穴： 足背与小腿交界处的横纹中央凹陷处，足背两条肌腱之间即是。

局部解剖： 在姆长伸肌腱与趾长伸肌腱之间；有胫前动、静脉；浅部当腓浅神经，深部当腓深神经。

内庭

✎ 功效 清热泻火　　🪡 刺法 直刺或斜刺 0.3~0.5 寸　　🖊 灸法 可灸

内庭是足阳明胃经的荥穴。具有宁心安神、通涤腑气的功效，主治腹痛、泄泻、牙痛、头面痛、咽喉肿痛等症。

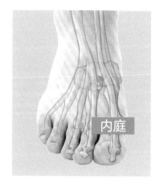

精准定位： 在足背，第 2、3 趾间，趾蹼缘后方赤白肉际处。

快速取穴： 足背第 2、3 趾之间，皮肤颜色深浅交界处即是。

局部解剖： 有足背静脉网；布有足背内侧皮神经的趾背神经。

厉兑

✎ 功效 清泻胃火　　🪡 刺法 直刺 0.1~0.2 寸，或点刺出血　　🖊 灸法 可灸

厉兑是足阳明胃经的井穴。具有镇静安神、开窍醒神的功效，主治晕厥、呕吐、胃痛、水肿、牙痛、足背肿痛等症。

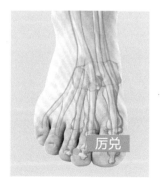

精准定位： 在足趾，第 2 趾末节外侧，趾甲根角侧后方 0.1 寸（指寸）。

快速取穴： 足背第 2 趾趾甲外侧缘与趾甲下缘各作一切线，交点处即是。

局部解剖： 有趾背动脉形成的动脉网；布有腓浅神经的足背支。

足太阴脾经

足太阴脾经在足大趾与足阳明胃经衔接，在胸部与手少阴心经相接，联系的脏腑器官有咽、舌等。脾统血，是值得所有人关注的统血大经，对于女性来说，更是健康的守护神。

脾经循行路线

足太阴脾经起于足大趾内侧端，沿着大趾内侧赤白肉际，经过大趾本节后的第 1 跖趾关节后面，上行至踝关节内侧髁的前缘，再沿小腿内侧胫骨后缘上行，交出肝经前，再向上沿膝关节及股部内侧前缘，进入腹腔内，属于脾，络于胃，再向上穿过横膈，挟行咽部，连于舌根部，散于舌体之下。其支脉从胃分出，过横膈，流注于心中，接心经。

腧穴小结

本条经穴一侧穴位 21 个，左右共 42 个。首穴为隐白，末穴为大包。

脾经主治病候

- **胃肠病症：** 腹胀、便溏、胃脘痛等。
- **神志病：** 多梦、癫狂等。
- **其他病症：** 项背强痛、腰背痛、手指及肘臂挛痛等。

脾经五腧穴

木	←--- 井穴 ---→	隐白
火	←--- 荥穴 ---→	大都
土	←--- 输穴 ---→	太白
金	←--- 经穴 ---→	商丘
水	←--- 合穴 ---→	阴陵泉

脾经保养时间

巳时（9:00~11:00）经脉气血循行流注至脾经，此时宜刺激脾经。可采用拍打刺激的方式来保养，但拍打力度一定要适中，也可用艾灸、按摩的方法刺激脾经。

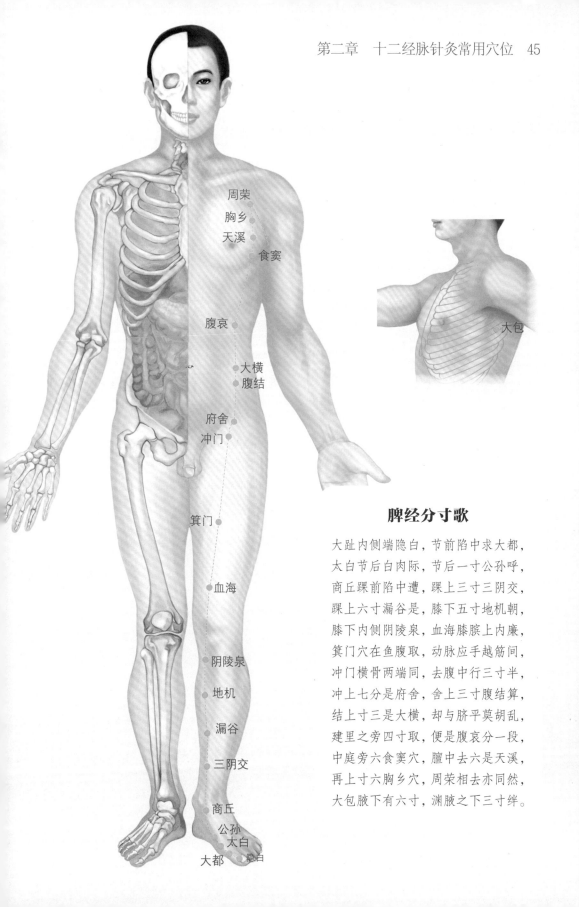

周荣
胸乡
天溪
食窦
腹哀
大横
腹结
府舍
冲门
箕门
血海
阴陵泉
地机
漏谷
三阴交
商丘
公孙
太白
大都
隐白

大包

脾经分寸歌

大趾内侧端隐白，节前陷中求大都，
太白节后白肉际，节后一寸公孙呼，
商丘踝前陷中遭，踝上三寸三阴交，
踝上六寸漏谷是，膝下五寸地机朝，
膝下内侧阴陵泉，血海膝膑上内廉，
箕门穴在鱼腹取，动脉应手越筋间，
冲门横骨两端同，去腹中行三寸半，
冲上七分是府舍，舍上三寸腹结算，
结上寸三是大横，却与脐平莫胡乱，
建里之旁四寸取，便是腹哀分一段，
中庭旁六食窦穴，膻中去六是天溪，
再上寸六胸乡穴，周荣相去亦同然，
大包腋下有六寸，渊腋之下三寸绊。

太白

✎ 功效 健脾化湿　　⚕ 刺法 直刺 0.5~0.8 寸　　🖊 灸法 可灸

太白是足太阴脾经的输穴、原穴。具有理气和胃的功效，主治胃痛、腹胀、腹痛、腰痛、肠鸣等症。

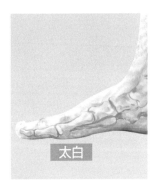

太白

精准定位： 在跖区，第 1 跖趾关节近端赤白肉际凹陷中。

快速取穴： 足大趾与足掌所构成的关节，后下方掌背交界线凹陷处即是。

局部解剖： 在踇展肌中；有足背静脉网、足底内侧动脉及足跗内侧动脉分支；布有隐神经及腓浅神经分支。

公孙

✎ 功效 和胃止痛　　⚕ 刺法 直刺 0.5~0.8 寸　　🖊 灸法 可灸

公孙是八脉交会穴之一，是足太阴脾经的络穴，能够联络脾胃二经气血。具有健脾化湿的功效，主治呕吐、腹痛、胃痛、失眠、小儿厌食等症。

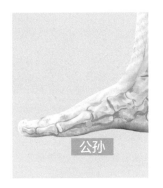

公孙

精准定位： 在跖区，第 1 跖骨底的前下缘赤白肉际处。

快速取穴： 足大趾与足掌所构成的关节内侧，弓形骨后端下缘凹陷处即是。

局部解剖： 在踇展肌中；有足背静脉网、足底内侧动脉及足跗内侧动脉分支；布有隐神经及腓浅神经分支。

商丘

✏功效　肃降肺气　　⚕刺法　直刺 0.3~0.5 寸　　🚬灸法　可灸

商丘是足太阴脾经的经穴。具有健脾化湿、通调脾胃的功效，主治腹胀、肠鸣、痔疮、两足无力、足踝痛等症。

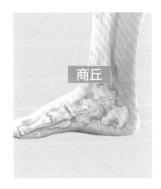

精准定位： 在踝区，内踝前下方，舟骨粗隆与内踝尖连线中点的凹陷中。

快速取穴： 内踝尖前下方凹陷处即是。

局部解剖： 有跗内侧动脉、大隐静脉；布有隐神经及腓浅神经分支丛。

三阴交

✏功效　健脾利湿　　⚕刺法　直刺 0.5~1.0 寸　　🚬灸法　可灸

三阴交是足太阴脾经上的常用腧穴，为足太阴、足厥阴、足少阴之会。具有滋补肝肾、调经止带的功效，主治泄泻、胃痛、痛经、月经不调、小便不利等症。

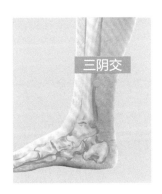

精准定位： 在小腿内侧，内踝尖上 3 寸，胫骨内侧缘后际。

快速取穴： 正坐或仰卧，胫骨内侧面后缘，内踝尖向上 4 横指处即是。

局部解剖： 在胫骨后缘和比目鱼肌之间，深层有趾长屈肌；有大隐静脉，胫后动、静脉；有小腿内侧皮神经，深层后方有胫神经。

地机

✏️ **功效** 调经止痛　　🪡 **刺法** 直刺 0.5~1.2 寸　　🚬 **灸法** 可灸

地机是足太阴脾经的郄穴。具有健脾渗湿的功效，主治腹胀、腹痛、月经不调、遗精、糖尿病等症。

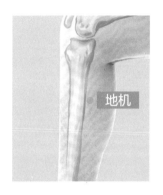

地机

精准定位： 在小腿内侧，阴陵泉下 3 寸，胫骨内侧缘后际。

快速取穴： 先找到阴陵泉，直下 4 横指处即是。

局部解剖： 在胫骨后缘与比目鱼肌之间；前方有大隐静脉、膝最上动脉的末支，深层有胫后动、静脉；布有小腿内侧皮神经，深层后方有胫神经。

阴陵泉

✏️ **功效** 健脾利湿　　🪡 **刺法** 直刺 0.5~1.2 寸　　🚬 **灸法** 可灸

阴陵泉是足太阴脾经的合穴。具有消肿止痛的功效，主治腹痛、膝痛、水肿、遗尿、脑卒中、失眠等症。

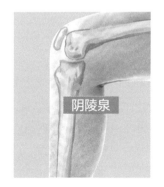

阴陵泉

精准定位： 在小腿内侧，胫骨内侧髁下缘与胫骨内侧缘之间的凹陷中。

快速取穴： 食指沿小腿内侧骨内缘向上推，抵膝关节下，胫骨向内上弯曲，凹陷处即是。

局部解剖： 在胫骨后缘与腓肠肌之间，比目鱼肌起点上；前方有大隐静脉、膝最上动脉，最深层有胫后动、静脉；布有小腿内侧皮神经本干，最深层有胫神经。

血海

✏️ 功效 调经统血　　　🪡 刺法 直刺 0.5~1.2 寸　　　🪔 灸法 可灸

血海是足太阴脾经的常用腧穴，为调经要穴。具有祛风止痒的功效，主治月经不调、痛经、湿疹、膝关节痛等症。

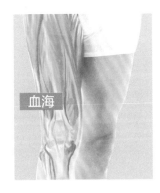

精准定位： 在股前区，髌底内侧端上 2 寸，股内侧肌隆起处。

快速取穴： 屈膝 90°，手掌伏于膝盖骨上，拇指与四指成 45°，拇指指尖处即是。

局部解剖： 在股骨内上髁上缘，股内侧肌中间；有股动、静脉肌支；布有股前皮神经及股神经肌支。

大包

✏️ 功效 宽胸止痛　　　🪡 刺法 斜刺 0.3~0.5 寸　　　🪔 灸法 可灸

大包为脾之大络。具有统血养经、宣肺理气的功效，主治肺炎、胸膜炎、哮喘、气喘、全身胀痛等症。

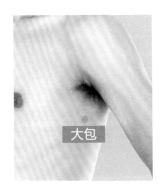

精准定位： 在胸外侧区，第 6 肋间隙，腋中线上。

快速取穴： 正坐侧身或仰卧，沿腋中线自上而下摸到第 6 肋间隙处即是。

局部解剖： 在第 6 肋间隙，前锯肌中；有胸背动、静脉及第 6 肋间动、静脉；布有第 6 肋间神经，当胸长神经直系的末端。

手少阴心经

手少阴心经在心中与足太阴脾经衔接，在手小指与手太阳小肠经相接，联系的脏腑器官有心、肺等。心经如果出现问题，人就会感到心烦意乱、胸痛等。刺激心经对于心脏疾病有很好的调理作用。

心经循行路线

手少阴心经起始于心中，出属于心系脉络，向下贯穿横膈，联络小肠。其支脉从心系向上，挟行咽部，连于目系。直行经脉从心系上行至肺部，向外到达腋窝部，向下沿上臂内侧后缘循行，行于肺经与心包经的后面，下行至肘部，再沿前臂内侧后缘，至手掌后豌豆骨，进入掌中，沿小指桡侧出其末端，接小肠经。

腧穴小结

本条经穴一侧穴位9个，左右共18个。首穴为极泉，末穴为少冲。

心经主治病候

- **头面五官病症：**头痛、目翳、咽喉肿痛等。
- **热病、神志病：**昏迷、发热、疟疾等。
- **其他病症：**项背强痛、腰背痛、手指及肘臂挛痛等。

心经五腧穴

木	← 井穴 →	少冲
火	← 荥穴 →	少府
土	← 输穴 →	神门
金	← 经穴 →	灵道
水	← 合穴 →	少海

心经保养时间

午时（11:00~13:00）是心经当令的时段，此时不宜做剧烈运动，最好休息片刻。可在午饭前循按心经上的穴位，以感觉舒适为宜，每次3~5分钟即可。

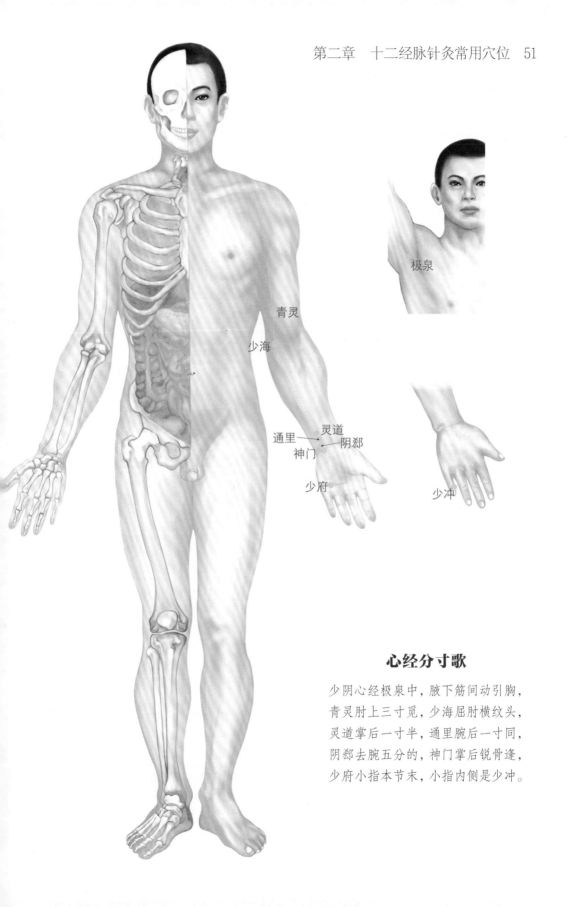

极泉

青灵

少海

灵道
通里 　阴郄
神门

少府

少冲

心经分寸歌

少阴心经极泉中，腋下筋间动引胸，
青灵肘上三寸觅，少海屈肘横纹头，
灵道掌后一寸半，通里腕后一寸同，
阴郄去腕五分的，神门掌后锐骨逢，
少府小指本节末，小指内侧是少冲。

极泉

✏️ 功效　宁心安神　　🌱 刺法　直刺 0.2~0.3 寸　　🖊️ 灸法　可灸

极泉是手少阴心经的首穴，手少阴脉气由此而出。具有镇静安神的功效，主治冠心病、心痛、四肢不举、乳汁分泌不足等症。

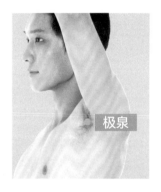

精准定位： 在腋区，腋窝中央，腋动脉搏动处。

快速取穴： 上臂外展，腋窝顶点可触摸到动脉搏动，按压有酸胀感处即是。

局部解剖： 在胸大肌的外下缘，深层为喙肱肌；外侧为腋动脉；布有尺神经、正中神经、前臂内侧皮神经及臂内侧皮神经。

少海

✏️ 功效　清热息风　　🌱 刺法　直刺 0.5~0.7 寸　　🖊️ 灸法　可灸

少海是手少阴心经的合穴。具有宁心安神的功效，主治心痛、牙痛、肘臂挛痛、眼充血、鼻充血等症。

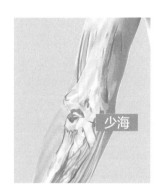

精准定位： 在肘前区，横平肘横纹，肱骨内上髁前缘。

快速取穴： 屈肘 90°，肘横纹内侧端凹陷处即是。

局部解剖： 有旋前圆肌、肱肌；有贵要静脉，尺侧上、下副动脉，尺侧返动脉；布有前臂内侧皮神经，外前方有正中神经。

灵道

✎ 功效 宽胸理气　　⊥ 刺法 直刺 0.3~0.5 寸　　✎ 灸法 可灸

灵道是手少阴心经的经穴，是脉气出入的通道。具有宁心安神的功效，主治心脏疾病、胃痛、目赤肿痛、癫痫等症。

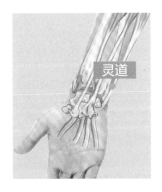

精准定位： 在前臂前区，腕掌侧远端横纹上 1.5 寸，尺侧腕屈肌腱的桡侧缘。

快速取穴： 先找到神门，再向上 2 横指处即是。

局部解剖： 在尺侧腕屈肌腱与指浅屈肌之间，深层为指深屈肌；有尺动脉通过；布有前臂内侧皮神经，尺侧为尺神经。

通里

✎ 功效 通利咽喉　　⊥ 刺法 直刺 0.3~0.5 寸　　✎ 灸法 可灸

通里是手少阴心经的络穴。具有理气止痛、宁心安神的功效，主治肘臂肿痛、头痛、头昏、心悸、扁桃体发炎等症。

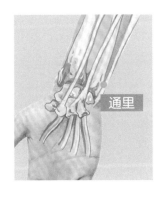

精准定位： 在前臂前区，腕掌侧远端横纹上 1 寸，尺侧腕屈肌腱的桡侧缘。

快速取穴： 用力握拳，神门向上 1 横指处即是。

局部解剖： 在尺侧腕屈肌腱与指浅屈肌之间，深层为指深屈肌；有尺动脉通过；布有前臂内侧皮神经，尺侧为尺神经。

阴郄

✏️ 功效 宁心安神　　🔩 刺法 直刺0.3~0.5寸　　🖊️ 灸法 可灸

阴郄是手少阴心经的郄穴。具有凉血止汗的功效，主治胃痛、吐血、心痛、盗汗、失语等症。

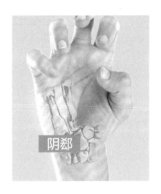

精准定位： 在前臂前区，腕掌侧远端横纹上0.5寸，尺侧腕屈肌腱的桡侧缘。

快速取穴： 用力握拳，神门向上半横指处即是。

局部解剖： 在尺侧腕屈肌腱桡侧缘，深层为指深屈肌；有尺动脉通过；布有前臂内侧皮神经，尺侧为尺神经。

神门

✏️ 功效 补益心气　　🔩 刺法 直刺0.2~0.4寸　　🖊️ 灸法 可灸

神门是手少阴心经的输穴、原穴。具有镇静安神的功效，主治心烦、失眠、痴呆、头痛、心悸、目眩、手臂疼痛等症。

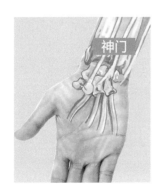

精准定位： 在腕前区，腕掌侧远端横纹尺侧端，尺侧腕屈肌腱的桡侧缘。

快速取穴： 伸臂仰掌，腕掌侧横纹尺侧，肌腱的桡侧缘处即是。

局部解剖： 在尺侧腕屈肌腱桡侧缘，深层为指深屈肌；有尺动脉通过；布有前臂内侧皮神经，尺侧为尺神经。

少府

✏️ **功效** 清心宁神　　💉 **刺法** 直刺 0.3~ 0.5 寸　　🕯️ **灸法** 可灸

少府是手少阴心经的荥穴，是心气汇聚之处。具有通利小肠的功效，主治心悸、胸痛、手小指拘挛、臂神经痛等症。

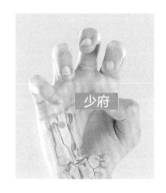

精准定位： 在手掌，横平第 5 掌指关节近端， 第 4、5 掌骨之间。

快速取穴： 半握拳，小指切压掌心第 1 横纹上，小指指尖所指处即是。

局部解剖： 在第 4、5 掌骨间，有第 4 蚓状肌，指浅、深屈肌腱，深部为骨间肌；有指掌侧总动、静脉；布有第 4 指掌侧固有神经。

少冲

✏️ **功效** 清热息风　　💉 **刺法** 浅刺 0.1 寸，或点刺出血　　🕯️ **灸法** 可灸

少冲是手少阴心经的井穴。具有宁心安神、醒神开窍的功效，主治癫狂、目黄、胸痛等症。

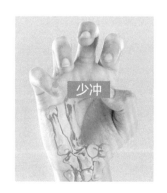

精准定位： 在手指，小指末节桡侧，指甲根角侧上方 0.1 寸（指寸）。

快速取穴： 伸小指，指甲底部与指甲桡侧引线交点处即是。

局部解剖： 有指掌侧固有动、静脉所形成的动、静脉网；布有指掌侧固有神经。

手太阳小肠经

手太阳小肠经在手小指与手少阴心经衔接，在内眼角与足太阳膀胱经相接，联系的脏腑器官有胃、心、小肠、耳等。心与小肠相表里，心脏有问题，小肠经也会有征兆。因此，可以说小肠经是反映心脏功能的"镜子"。

小肠经循行路线

手太阳小肠经起于手小指外侧，沿着手尺侧至腕部，出小指侧高骨，直上沿着前臂外侧下缘，出肘内侧两筋之间，沿上臂外侧后缘，到达肩关节，绕行肩胛部，交会于肩上，向下进入缺盆部，联络心，沿着咽部，经过横膈，到达胃部，属于小肠。其支脉从缺盆部分出，沿着颈部，上行面颊，到外眼角，向后入耳中。另一支脉，从颊部分出，上至眼眶下，经鼻部，至内眼角，斜行络于颧骨部，与膀胱经相交。

小肠经主治病候

- **头面五官病症：** 头痛、目翳、咽喉肿痛等。
- **热病、神志病：** 昏迷、发热、疟疾等。

小肠经五腧穴

金	←--- 井穴 ---→	少泽
水	←--- 荥穴 ---→	前谷
木	←--- 输穴 ---→	后溪
火	←--- 经穴 ---→	阳谷
土	←--- 合穴 ---→	小海

腧穴小结

本条经穴一侧穴位19个，左右共38个。首穴为少泽，末穴为听宫。

小肠经保养时间

未时（13:00~15:00）小肠经当令，是保养小肠的时段，此时段多喝水有利于小肠排毒。午餐后沿着小肠经循行路线按揉穴位能起到很好的保养效果，每次按揉5~10分钟即可。

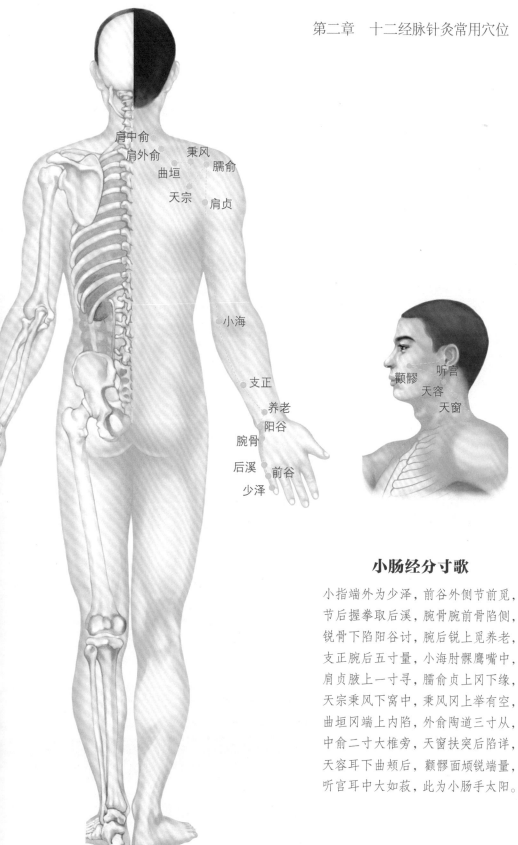

肩中俞
肩外俞　秉风
曲垣　　臑俞
天宗　　肩贞

小海

支正
养老
阳谷
腕骨
后溪　前谷
少泽

颧髎　听宫
天容
天窗

小肠经分寸歌

小指端外为少泽，前谷外侧节前觅，
节后握拳取后溪，腕骨腕前骨陷侧，
锐骨下陷阳谷讨，腕后锐上觅养老，
支正腕后五寸量，小海肘髁鹰嘴中，
肩贞腋上一寸寻，臑俞贞上冈下缘，
天宗秉风下窝中，秉风冈上举有空，
曲垣冈端上内陷，外俞陶道三寸从，
中俞二寸大椎旁，天窗扶突后陷详，
天容耳下曲颊后，颧髎面颇锐端量，
听宫耳中大如菽，此为小肠手太阳。

少泽

✏️ **功效** 清热泻火　🪡 **刺法** 浅刺 0.1 寸，或点刺出血　🚬 **灸法** 可灸

少泽是手太阳小肠经的井穴。具有开窍苏厥、增液通乳的功效，主治头痛、颈项痛、乳汁不足等症。

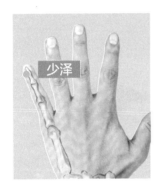

精准定位： 在手指，小指末节尺侧，指甲根角侧上方 0.1 寸（指寸）。

快速取穴： 伸小指，指甲底部与指尺侧引线交点处即是。

局部解剖： 有指掌侧固有动、静脉及指背动脉形成的动、静脉网；布有尺神经手背支。

腕骨

✏️ **功效** 增液止渴　🪡 **刺法** 直刺 0.3~0.6 寸　🚬 **灸法** 可灸

腕骨是手太阳小肠经的原穴，能够强化督脉阳气。具有利胆退黄的功效，主治黄疸、疟疾、手腕无力、落枕、前臂痛、头痛、耳鸣等症。

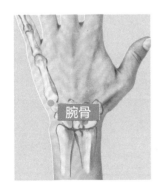

精准定位： 在腕区，第 5 掌骨底与三角骨之间的赤白肉际凹陷中。

快速取穴： 微握拳，掌心向下，由后溪向腕部推，摸到两骨结合凹陷处即是。

局部解剖： 在手背尺侧，小指展肌起点外缘；有腕背侧动脉（尺动脉分支），手背静脉网；布有尺神经手背支。

阳谷

✎ 功效　清心宁神　　⚊ 刺法　直刺 0.3~0.5 寸　　✎ 灸法　可灸

阳谷是手太阳小肠经的经穴。具有聪耳明目的功效，主治头痛、臂痛、腕外侧痛、耳鸣、耳聋等症。

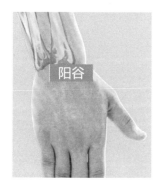

精准定位： 在腕后区，尺骨茎突与三角骨之间的凹陷中。

快速取穴： 位于尺骨茎突远端凹陷中。

局部解剖： 当尺侧腕伸肌腱的尺侧缘；有腕背侧动脉；布有尺神经手背支。

养老

✎ 功效　聪耳明目　　⚊ 刺法　直刺或斜刺 0.3~0.5 寸　　✎ 灸法　可灸

养老是手太阳小肠经的郄穴。具有增液养筋的功效，主治老年痴呆、目视不明、耳聋、急性腰痛等症。

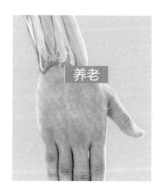

精准定位： 在前臂后区，腕背横纹上 1 寸，尺骨头桡侧凹陷中。

快速取穴： 屈腕掌心向胸，沿小指侧隆起高骨往桡侧推，触及一骨缝处即是。

局部解剖： 在尺骨背面，尺骨茎突上方，尺侧腕伸肌腱和小指固有伸肌腱之间；布有前臂骨间背侧动、静脉的末支，腕静脉网；有前臂背侧皮神经和尺神经。

支正

🖊功效　通络止痛　　🪡刺法　直刺 0.3~0.5 寸　　🖊灸法　可灸

支正是手太阳小肠经的络穴。具有镇静安神、清热散邪的功效，主治头痛、目眩、腰背酸痛、四肢无力等症。

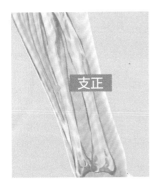

精准定位： 在前臂后区，腕背侧远端横纹上 5 寸，尺骨尺侧与尺侧腕屈肌之间。

快速取穴： 屈肘，取阳谷与小海连线中点，向阳谷侧上 1 横指处即是。

局部解剖： 在尺骨背面，尺侧腕伸肌的尺侧缘；布有骨间背侧动、静脉；布有前臂内侧皮神经分支。

小海

🖊功效　镇静安神　　🪡刺法　直刺 0.2~ 0.3 寸　　🖊灸法　可灸

小海是手太阳小肠经的合穴。具有清热消肿、通络止痛的功效，主治目眩、耳聋、颊肿、颈项痛等症。

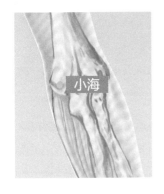

精准定位： 在肘后区，尺骨鹰嘴与肱骨内上髁之间凹陷中。

快速取穴： 屈肘，肘尖最高点与肘部内侧高骨最高点间凹陷处即是。

局部解剖： 尺神经沟中，为尺侧腕屈肌的起始部；有尺侧上、下副动脉和副静脉及尺返动、静脉；布有前臂内侧皮神经、尺神经本干。

肩贞

✎ 功效　清热聪耳　　⊥ 刺法　直刺 0.4~1.0 寸　　❀ 灸法　可灸

肩贞处物质为小海蒸散上行的天部之气，有散化小肠之热的功用。具有化痰消肿、通络止痛的功效，主治肩周炎、肩胛痛、手臂麻痛、耳鸣等症。

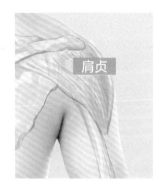

精准定位： 在肩胛区，肩关节后下方，腋后纹头直上 1 寸。

快速取穴： 正坐垂臂，腋后纹头向上 1 横指处即是。

局部解剖： 在肩关节后下方，肩胛骨外侧缘，三角肌后缘，下层是大圆肌；有旋肩胛动、静脉；布有腋神经分支，深部上方为桡神经。

听宫

✎ 功效　开窍聪耳　　⊥ 刺法　直刺 0.3~0.5 寸　　❀ 灸法　可灸

听宫是手太阳小肠经的末穴，是治疗耳部疾病的局部常用穴。具有消肿止痛的功效，主治耳鸣、耳聋、耳部疼痛、牙痛、面瘫等症。

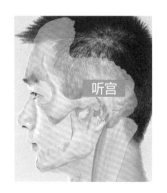

精准定位： 在面部，耳屏正中与下颌骨髁突之间的凹陷中。

快速取穴： 微张口，耳屏与下颌骨髁突之间凹陷处即是。

局部解剖： 有颞浅动、静脉的耳前支；布有面神经及耳颞神经。

足太阳膀胱经

足太阳膀胱经在内眼角与手太阳小肠经衔接，在足小趾与足少阴肾经相接，联系的脏腑器官有目、脑等。膀胱经从头走足，是穴位最多的一条经络，也是通达全身的通道。不论是眼部疾病，还是腿部疾病，抑或是后背脊椎问题，都可以找膀胱经上的穴位来解决。

膀胱经循行路线

足太阳膀胱经起于内眼角，上行于面额部，与督脉交会于头顶。其支脉从头顶分出到耳上角。其直行经脉从头顶入颅内络于脑，出于项部，沿肩胛内侧，夹脊椎两旁，直抵腰部，进入脊旁肌肉，络于肾，属于膀胱。一支脉从腰中分出，通过臀部，进入腘窝中。一支脉从左右肩胛内侧分别下行，贯穿肩胛，挟行脊内，经过髋关节部，沿大腿外侧后缘下行，会合于腘窝中，会合后的经脉继续向下通过小腿肚，出外踝后方，沿京骨到达小趾端外侧，接肾经。

腧穴小结

本条经穴一侧穴位67个，左右共134个。首穴为睛明，末穴为至阴。

膀胱经主治病候

- **脏腑病症：** 十二脏腑及其相关组织器官病症。
- **头面五官病症：** 头痛、鼻塞、鼻出血等。
- **其他病症：** 项部、背部、腰部、下肢部病症等。

膀胱经五腧穴

金	←--- 井穴 ---→	至阴
水	←--- 荥穴 ---→	足通谷
木	←--- 输穴 ---→	束骨
火	←--- 经穴 ---→	昆仑
土	←--- 合穴 ---→	委中

膀胱经保养时间

申时（15:00~17:00）膀胱经当令，膀胱负责贮藏津液，此时段宜适量饮水。可在此时用空掌拍打刺激膀胱经上的穴位。

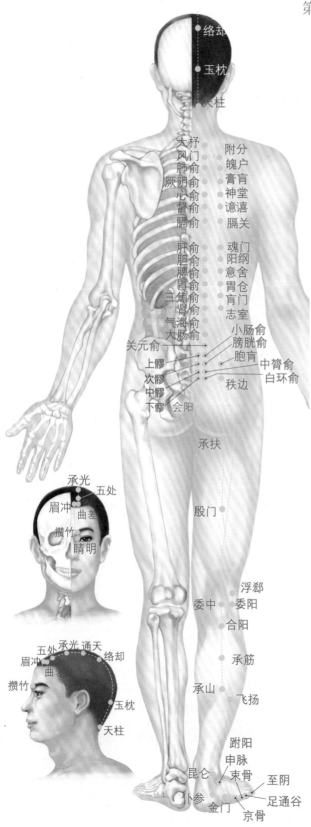

膀胱经分寸歌

足太阳是膀胱经，目内眦角始睛明，
眉毛内侧攒竹取，眉冲直上旁神庭，
曲差入发五分际，神庭旁开寸五分，
五处旁开亦寸半，细算却与上星平，
承光通天络却穴，相去寸半调均看，
玉枕夹脑一寸三，入发二五枕骨取，
天柱项后发际取，大筋外廉陷中献，
自此夹脊开寸五，第一大杼二风门，
三椎肺俞厥阴四，心五督六椎下论，
膈七肝九十胆俞，十一脾俞十二胃，
十三三焦十四肾，气海俞在十五椎，
大肠十六椎下取，十七关元俞可推，
小肠十八胱十九，中膂俞穴二十椎，
白环二一椎下当，以上各穴可推之，
更有上次中下髎，一二三四腰空好，
会阳阴尾尻骨旁，第一侧线诸穴了，
再从脊旁开三寸，第二椎下为附分，
三椎魄户四膏肓，第五椎下寻神堂，
第六譩譆膈关七，第九魂门十阳纲，
十一椎下意舍存，十二胃仓穴已分，
十三肓门端正在，十四志室不须论，
十九胞肓二一秩，第二侧线诸穴匀，
继向臀部横纹取，承扶居下陷中央，
殷门扶下方六寸，委阳腘外两筋乡，
浮郄实居委阳上，相去只有一寸长，
委中在腘约纹里，向下二寸寻合阳，
承筋合阳直下取，穴在腨肠之中央，
承山腨下分肉间，外踝七寸上飞扬，
跗阳外踝上三寸，昆仑后跟陷中央，
仆参跟下脚边上，申脉踝下五分张，
金门申前墟后取，京骨外侧骨际量，
束骨本节后肉际，通谷节前陷中强，
至阴却在小趾侧，太阳之穴始周详。

风门

✏️ **功效** 祛风散邪　　🪡 **刺法** 斜刺 0.3~0.8 寸　　🔥 **灸法** 可灸

风门是督脉、足太阳之会，是风邪出入的门户，主治风病。具有宣肺固表的功效，主治伤风咳嗽、发热、头痛、哮喘、呕吐等症。

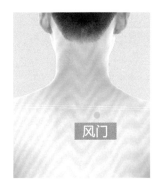

精准定位： 在脊柱区，第 2 胸椎棘突下，后正中线旁开 1.5 寸。

快速取穴： 低头屈颈，颈背交界处椎骨高突向下推 2 个椎体，下缘旁开 2 横指处即是。

局部解剖： 有斜方肌、菱形肌、上后锯肌，深层为最长肌；有第 2 肋间动、静脉后支；布有第 2、3 胸神经后支内侧皮支，深层为第 2、3 胸神经后支的肌支。

肺俞

✏️ **功效** 解表宣肺　　🪡 **刺法** 斜刺 0.5~0.8 寸　　🔥 **灸法** 可灸

肺俞内应肺脏，是肺脏之气输注背部之处。具有肃降肺气、止咳平喘的功效，主治咳嗽、哮喘、胸满气逆、酒糟鼻、耳聋等症。

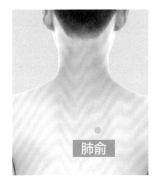

精准定位： 在脊柱区，第 3 胸椎棘突下，后正中线旁开 1.5 寸。

快速取穴： 低头屈颈，颈背交界处椎骨高突向下推 3 个椎体，下缘旁开 2 横指处即是。

局部解剖： 有斜方肌、菱形肌，深层为最长肌；有第 3 肋间动、静脉的分支；布有第 3、4 胸神经后支的内侧皮支，深层为第 3 胸神经后支的肌支。

心俞

🖊 功效　宽胸理气　　🪡 刺法　斜刺 0.3~0.8 寸　　🕯 灸法　可灸

心俞内应心脏，是心脏之气输注背部之处。具有宁心安神的功效，主治胸背痛、心悸、失眠、健忘、呕吐等症。

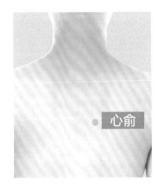

精准定位： 在脊柱区，第 5 胸椎棘突下，后正中线旁开 1.5 寸。

快速取穴： 肩胛骨下角水平连线与脊柱相交处，上推 2 个椎体，正中线旁开 2 横指处即是。

局部解剖： 有斜方肌、菱形肌，深层为最长肌；有第 5、6 肋间动、静脉后支；布有第 5、6 胸神经后支的皮支，深层为第 5、6 胸神经后支外侧支。

肝俞

🖊 功效　疏肝利胆　　🪡 刺法　斜刺 0.5~0.8 寸　　🕯 灸法　可灸

肝俞内应肝脏，是肝脏之气输注背部之处。具有安神明目的功效，主治黄疸、目视不明、痛经、眩晕、泄泻等症。

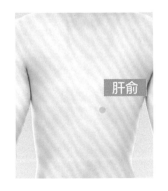

精准定位： 在脊柱区，第 9 胸椎棘突下，后正中线旁开 1.5 寸。

快速取穴： 肩胛骨下角水平连线与脊柱相交处，下推 2 个椎体，正中线旁开 2 横指处即是。

局部解剖： 在背阔肌、最长肌和髂肋肌之间；有第 9 肋间动、静脉的分支；布有第 9、10 胸神经后支的皮支，深层为第 9、10 胸神经后支的肌支。

脾俞

✏ 功效　健脾利湿　　💉 刺法　斜刺 0.5~0.8 寸　　🚬 灸法　可灸

脾俞内应脾脏，是脾脏的背俞穴。具有和胃益气的功效，主治腹胀、呕吐、泄泻、胃痛、小儿咳嗽、小儿发热等症。

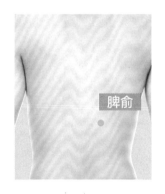

脾俞

精准定位： 在脊柱区，第 11 胸椎棘突下，后正中线旁开 1.5 寸。

快速取穴： 肚脐水平线与脊柱相交椎体处，往上推 3 个椎体，正中线旁开 2 横指处即是。

局部解剖： 在背阔肌、最长肌和髂肋肌之间；有第 11 肋间动、静脉的分支；布有第 11、12 胸神经后支的皮支，深层为第 11、12 胸神经后支的肌支。

胃俞

✏ 功效　健脾和胃　　💉 刺法　斜刺 0.3~0.6 寸　　🚬 灸法　可灸

胃俞内应胃脏，是胃脏的背俞穴。具有理中降逆的功效，主治胃痛、呕吐、泄泻、痢疾、小儿疳积等症。

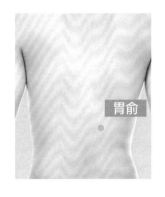

胃俞

精准定位： 在脊柱区，第 12 胸椎棘突下，后正中线旁开 1.5 寸。

快速取穴： 肚脐水平线与脊柱相交椎体处，往上推 2 个椎体，正中线旁开 2 横指处即是。

局部解剖： 在腰背筋膜、最长肌和髂肋肌之间；有肋下动、静脉后支；布有第 12 胸神经和第 1 腰神经后支的皮支，深层为第 12 胸神经和第 1 腰神经后支的肌支。

肾俞

✎ 功效 益肾助阳　🪡 刺法 直刺 0.5~1.0 寸　🖊 灸法 可灸

肾俞内应肾脏，是肾脏的背俞穴。具有纳气利水的功效，主治遗精、阳痿、月经不调、小便不利、水肿、闭经等症。

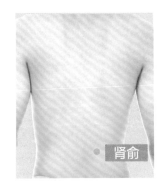

精准定位： 在脊柱区，第 2 腰椎棘突下，后正中线旁开 1.5 寸。

快速取穴： 肚脐水平线与脊柱相交椎体处，正中线旁开 2 横指处即是。

局部解剖： 在腰背筋膜、最长肌和髂肋肌之间；有第 2、第 3 腰动、静脉分支；布有第 2、3 腰神经后支的皮支，深层为腰丛。

委中

✎ 功效 清热解毒　🪡 刺法 直刺 0.5~1.2 寸，　🖊 灸法 可灸
　　　　　　　　　　　或用三棱针点刺出血

委中是足太阳膀胱经的合穴。具有疏通经络、消肿止痛、调理胃肠的功效，主治腰脊痛、坐骨神经痛、半身不遂、皮肤瘙痒、发热等症。

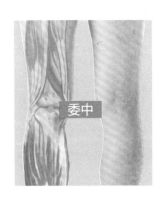

精准定位： 在膝后区，腘横纹中点。

快速取穴： 膝盖后面凹陷中央的腘横纹中点即是。

局部解剖： 在腘窝正中，有腘筋膜；皮下有股腘静脉，深层内侧为腘静脉，最深层为腘动脉；分布有股后皮神经，正当胫神经处。

飞扬

✏ 功效 散风清热　　🪡 刺法 直刺 0.5~1.2 寸　　🖊 灸法 可灸

飞扬是足太阳膀胱经的络穴，膀胱经气血在此吸热上行。具有宁神消痔的功效，主治腰腿痛、小腿酸痛、头痛等症。

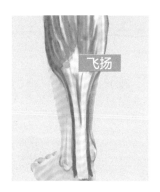

精准定位： 在小腿后区，昆仑直上 7 寸，腓肠肌外下缘与跟腱移行处。

快速取穴： 正坐垂足着地，找到承山，再往下方外侧 1 横指处即是。

局部解剖： 有腓肠肌和比目鱼肌；有小隐静脉和胫后动、静脉分布；布有腓肠内侧皮神经，深层为胫神经。

跗阳

✏ 功效 舒筋活络　　🪡 刺法 直刺 0.5~0.8 寸　　🖊 灸法 可灸

跗阳是阳跷脉的郄穴，气血之性同于阳跷脉。具有理气止痛、退热散风的功效，主治腰、骶、髋、股部后外侧疼痛等症。

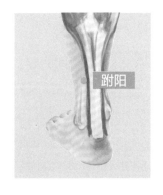

精准定位： 在小腿后区，昆仑直上 3 寸，腓骨与跟腱之间。

快速取穴： 平足外踝后方，向上 4 横指，按压有酸胀感处即是。

局部解剖： 在腓骨的后部，跟腱外前缘，深层为𧿹长屈肌；有小隐静脉，深层为腓动脉末支，布有腓肠神经。

金门

🖊 功效　补阳益气　　💉 刺法　直刺 0.3~0.5 寸　　🕯 灸法　可灸

金门是足太阳膀胱经的郄穴，膀胱经气血在此变为温热之性。具有止痉安神的功效，主治腰痛、足部扭伤、晕厥、牙痛、偏头痛等症。

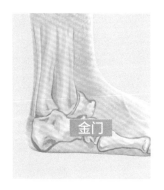

精准定位： 在足背，外踝前缘直下，第5跖骨粗隆后方，骰骨下缘凹陷中。

快速取穴： 正坐垂足着地，脚趾上翘可见一骨头凸起，外侧凹陷处即是。

局部解剖： 在腓骨长肌腱与小趾外展肌之间；有足底外侧动、静脉；布有足背外侧皮神经，深层为足底外侧神经。

京骨

🖊 功效　息风止痛　　💉 刺法　直刺 0.3~0.5 寸　　🕯 灸法　可灸

京骨是足太阳膀胱经的原穴。具有舒筋明目的功效，主治头痛、眩晕、膝痛、鼻塞、小儿惊风等症。

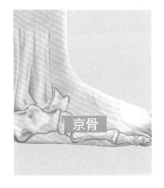

精准定位： 在跖区，第5跖骨粗隆前下方，赤白肉际处。

快速取穴： 沿小趾长骨往后推，可摸到一凸起，下方皮肤颜色深浅交界处即是。

局部解剖： 在小趾外展肌下方；有足底外侧动、静脉；布有足背外侧皮神经，深层为足底外侧神经。

足少阴肾经

足少阴肾经在足小趾与足太阳膀胱经衔接，在胸中与手厥阴心包经相接，联系的脏腑器官有肾、膀胱、肺、喉咙、舌等。肾经通过调节肾脏的功能，影响水液在体内的代谢和平衡，防止水液潴留或过度排泄。

肾经循行路线

足少阴肾经起于足小趾的下方，斜向脚心，行舟骨粗隆之下，沿内踝后方，进入足跟中，沿小腿内侧，到达腘窝内侧，沿股部内侧后缘上行，贯穿脊柱，属于肾，络于膀胱。直行支脉从肾脏出，向上通过肝脏、横膈，进入肺中，沿着喉咙，上行至舌根。另一支脉从肺脏发出，联络于心脏，流注于胸中，与心包经相接。

腧穴小结

本条经穴一侧穴位27个，左右共54个。首穴为涌泉，末穴为俞府。

肾经主治病候

- **头面五官病症：** 头痛、目眩、咽喉肿痛、牙痛、耳聋、耳鸣等。
- **妇科病、前阴病：** 月经不调、遗精、阳痿等。
- **其他病症：** 下肢厥冷、内踝肿痛等。

肾经五腧穴

木	◄--- 井穴 ---►	涌泉
火	◄--- 荥穴 ---►	然谷
土	◄--- 输穴 ---►	太溪
金	◄--- 经穴 ---►	复溜
水	◄--- 合穴 ---►	阴谷

肾经保养时间

酉时（17:00~19:00）肾经当令，肾经最旺。此时经脉气血循行流注至肾经，可按摩或艾灸肾经上的穴位来保养肾经，重点穴位可单独按摩和艾灸。

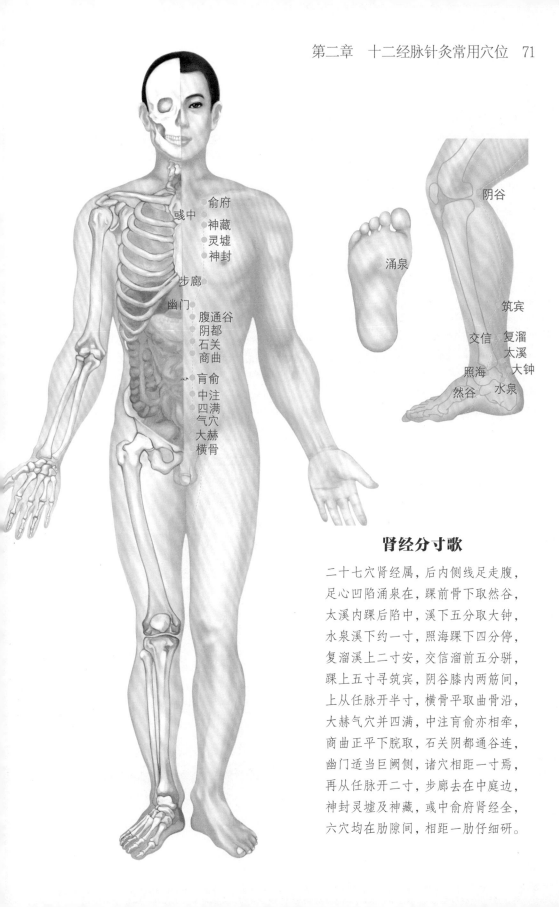

俞府
彧中
神藏
灵墟
神封
步廊
幽门
腹通谷
阴都
石关
商曲
肓俞
中注
四满
气穴
大赫
横骨

阴谷
涌泉
筑宾
交信
复溜
太溪
照海
大钟
然谷
水泉

肾经分寸歌

二十七穴肾经属，后内侧线足走腹，
足心凹陷涌泉在，踝前骨下取然谷，
太溪内踝后陷中，溪下五分取大钟，
水泉溪下约一寸，照海踝下四分停，
复溜溪上二寸安，交信溜前五分骈，
踝上五寸寻筑宾，阴谷膝内两筋间，
上从任脉开半寸，横骨平取曲骨沿，
大赫气穴并四满，中注肓俞亦相牵，
商曲正平下脘取，石关阴都通谷连，
幽门适当巨阙侧，诸穴相距一寸焉，
再从任脉开二寸，步廊去在中庭边，
神封灵墟及神藏，彧中俞府肾经全，
六穴均在肋隙间，相距一肋仔细研。

涌泉

✏️ 功效 平肝息风　　💉 刺法 直刺 0.3~0.5 寸　　🔥 灸法 可灸

涌泉是足少阴肾经的井穴。具有开窍苏厥、清心泻火的功效，主治头痛、头晕、咽喉肿痛、足心热等症。

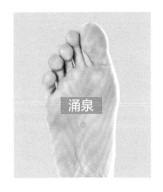

涌泉

精准定位： 在足底，屈足蜷趾时足心最凹陷中。

快速取穴： 足底前 1/3 处可见有一凹陷处，按压有酸痛感处即是。

局部解剖： 有趾长屈肌腱、趾短屈肌腱和第 2 蚓状肌，深层为骨间肌；布有足底动脉弓；有足底外、内侧神经和第 2 趾足底总神经分布。

然谷

✏️ 功效 益肾固泄　　💉 刺法 直刺 0.5~0.8 寸　　🔥 灸法 可灸

然谷是足少阴肾经的荥穴。具有导赤清心的功效，主治咽喉疼痛、阳痿、月经不调、胸胁胀满等症。

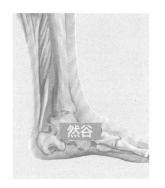

然谷

精准定位： 在足内侧，足舟骨粗隆下方，赤白肉际处。

快速取穴： 坐位垂足，内踝前下方明显骨性标志即舟骨，前下方凹陷处即是。

局部解剖： 有足大趾外展肌；有跖内侧动脉及跗内侧动脉分支；布有小腿内侧皮神经末支及足底内侧神经。

太溪

✏️ 功效 补益肝肾　　📍 刺法 直刺 0.5~0.8 寸　　🖊️ 灸法 可灸

太溪是足少阴肾经的输穴、原穴。具有培土生金、温阳散寒的功效，主治扁桃体发炎、闭经、失眠、早泄等症。

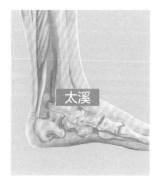

精准定位： 在踝区，内踝尖与跟腱之间的凹陷中。

快速取穴： 坐位垂足，由足内踝向后推至与跟腱之间凹陷处即是。

局部解剖： 有胫后动、静脉；布有小腿内侧皮神经、胫神经。

大钟

✏️ 功效 益肾平喘　　📍 刺法 直刺 0.5~0.8 寸　　🖊️ 灸法 可灸

大钟是足少阴肾经的络穴，肾经脉气汇聚于此，大络自此别注。具有通调二便的功效，主治咽喉肿痛、腰脊强痛、呕吐、哮喘、便秘等症。

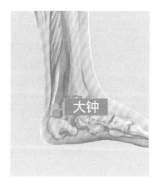

精准定位： 在跟区，内踝后下方，跟骨上缘，跟腱附着部前缘凹陷中。

快速取穴： 先找到太溪，向下半横指，再向后平推至凹陷处即是。

局部解剖： 有胫后动脉跟内侧支；布有小腿内侧皮神经及胫神经的跟骨内侧神经。

水泉

✏️ 功效　益肾清热　　🪡 刺法　直刺 0.3~0.5 寸　　🔥 灸法　可灸

水泉是足少阴肾经的郄穴。具有活血通经的功效，主治小便不利、足跟痛、痛经、闭经、腹痛等症。

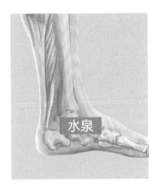

精准定位： 在跟区，太溪直下 1 寸，跟骨结节内侧凹陷中。

快速取穴： 先找到太溪，直下 1 横指，按压有酸胀感处即是。

局部解剖： 有胫后动脉跟内侧支；布有小腿内侧皮神经及胫神经的跟骨内侧神经。

照海

✏️ 功效　宁心安神　　🪡 刺法　直刺 0.5~0.8 寸　　🔥 灸法　可灸

照海是八脉交会穴之一。具有清利咽喉、通调二便的功效，主治咽喉肿痛、气喘、便秘、月经不调、遗精、失眠等症。

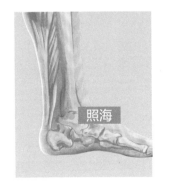

精准定位： 在踝区，内踝尖下 1 寸，内踝下缘边际凹陷中。

快速取穴： 坐位垂足，由内踝尖垂直向下推，至下缘凹陷处，按压有酸痛感处即是。

局部解剖： 在足大趾外展肌的止点处；后方有胫后动、静脉；布有小腿内侧皮神经，深部为胫神经本干。

复溜

🖊 功效　补肾益阴　　⬍ 刺法　直刺 0.5~0.8 寸　　✏ 灸法　可灸

复溜是足少阴肾经的经穴。具有通调水道的功效，主治水肿、腹胀、腰脊强痛、盗汗、自汗等症。

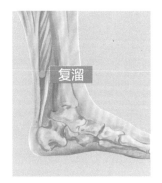

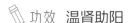

精准定位： 在小腿内侧，内踝尖上 2 寸，跟腱的前缘。

快速取穴： 先找到太溪，直上 3 横指，跟腱前缘处，按压有酸胀感处即是。

局部解剖： 在比目鱼肌下端移行于跟腱内侧；前方有胫后动、静脉；布有腓肠内侧皮神经、小腿内侧皮神经，深层为胫神经。

阴谷

🖊 功效　温肾助阳　　⬍ 刺法　直刺 0.8~1.2 寸　　✏ 灸法　可灸

阴谷是足少阴肾经的合穴。具有调经止痛的功效，主治小便不利、遗精、早泄、阴囊湿痒、带下等症。

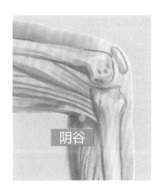

精准定位： 在膝后区，腘横纹上，半腱肌肌腱外侧缘。

快速取穴： 微屈膝，在腘窝横纹内侧可触及两条筋，两筋之间凹陷处即是。

局部解剖： 在半腱肌腱外侧缘；有膝上内侧动、静脉；布有股内侧皮神经。

手厥阴心包经

手厥阴心包经在胸中与足少阴肾经衔接，在无名指与手少阳三焦经相接，联系的脏腑器官有心、耳等。中医所说的心包，就是心脏外面的一层膜，它包裹并护卫着心脏，是护卫心脏的"大将军"。

心包经循行路线

手厥阴心包经起于胸中，出属心包络，向下通过横膈，从胸部向下到达腹部，依次联络上、中、下三焦。其支脉循行胸部，横出胁肋部，当腋缝下3寸处，又向上行至腋窝中，沿上臂内侧下行，行于肺经和心经之间，经过肘窝，向下沿前臂两筋之间，进入掌中，沿中指，出于中指末端。掌中支脉沿无名指到达指端，与三焦经相接。

心包经主治病候

- **心胸、神志病：**心痛、心悸、心烦、胸闷、癫痫等。
- **胃肠病症：**胃痛、呕吐等。
- **其他病症：**上臂内侧痛、肘臂挛麻、腕痛、掌中热等。

心包经五腧穴

木	←--- 井穴 ---→	中冲
火	←--- 荥穴 ---→	劳宫
土	←--- 输穴 ---→	大陵
金	←--- 经穴 ---→	间使
水	←--- 合穴 ---→	曲泽

腧穴小结

本条经穴一侧穴位9个，左右共18个。首穴为天池，末穴为中冲。

心包经保养时间

心包经于戌时（19:00~21:00）最旺，心脏不好者可选择在戌时循按或用木槌轻轻敲打心包经。此时要创造入眠的条件，如看书、听音乐等，以此来放松心情，释放压力。

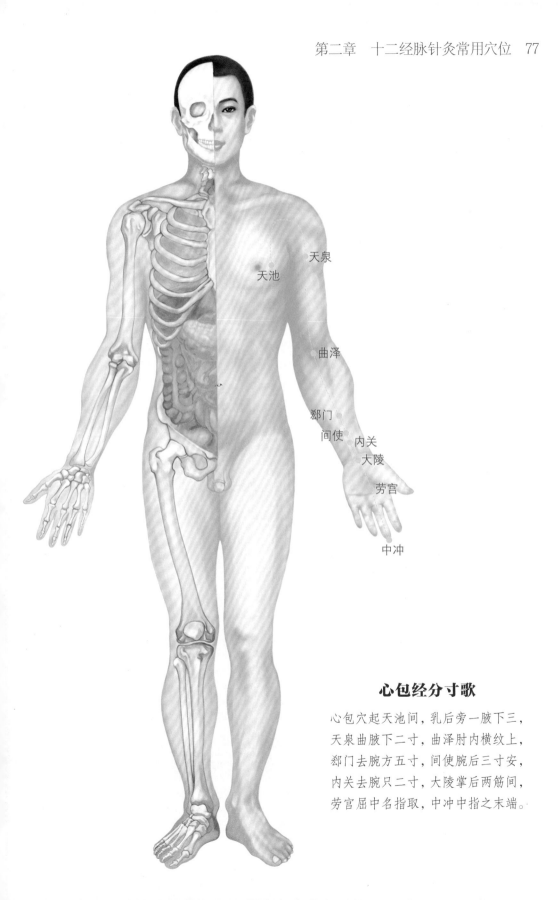

天泉

天池

曲泽

郄门

间使　内关

大陵

劳宫

中冲

心包经分寸歌

心包穴起天池间，乳后旁一腋下三，
天泉曲腋下二寸，曲泽肘内横纹上，
郄门去腕方五寸，间使腕后三寸安，
内关去腕只二寸，大陵掌后两筋间，
劳宫屈中名指取，中冲中指之末端。

天池

✏ 功效　温肾助阳　　💉 刺法　斜刺0.3~0.5寸　　🔥 灸法　可灸

天池位于手厥阴心包经和足少阳胆经交会处。具有消肿止痛的功效，主治咳嗽、胸痛、胸闷、乳汁分泌不足等症。

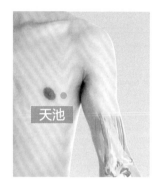

天池

精准定位： 在胸部，第4肋间隙，前正中线旁开5寸。

快速取穴： 自乳头沿水平线向外侧旁开1横指，按压有酸胀感处即是。

局部解剖： 浅部为乳腺组织（男性乳腺组织不明显），其下为胸大肌外下部，胸小肌下部起端，深部为第4肋间内肌、外肌；有胸腹壁静脉，胸外侧动、静脉分支；布有胸前神经肌支及第4肋间神经。

曲泽

✏ 功效　清心镇痛　　💉 刺法　直刺0.8~1.0寸，　　🔥 灸法　可灸
　　　　　　　　　　　　　　或用三棱针点刺放血

曲泽是手厥阴心包经的合穴。具有和胃降逆的功效，主治胃痛、呕吐、泄泻、风疹、心痛、心悸等症。

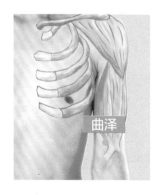

曲泽

精准定位： 在肘前区，肘横纹上，肱二头肌腱的尺侧缘凹陷中。

快速取穴： 肘微弯，肘弯里可摸到一条大筋，其内侧横纹上可触及的凹陷处即是。

局部解剖： 在肱二头肌腱尺侧；当肱动、静脉处；布有正中神经的本干。

郄门

✎ 功效　清心镇静　　🪡 刺法　直刺 0.5~1.0 寸　　🪶 灸法　可灸

郄门为手厥阴心包经的郄穴。具有凉血止血的功效，主治心胸部疼痛、心悸、呕血、鼻塞等症。

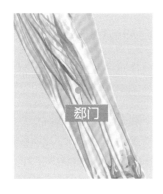

精准定位： 在前臂前区，腕掌侧远端横纹上 5 寸，掌长肌腱与桡侧腕屈肌腱之间。

快速取穴： 屈腕握拳，腕横纹向上 3 横指，两索状筋之间是内关，内关向上 4 横指处即是。

局部解剖： 在桡侧腕屈肌腱与掌长肌腱之间，浅部有指浅屈肌，深部为指深屈肌；有前臂正中动、静脉，深部为前臂掌侧骨间动、静脉；布有前臂内侧皮神经，其下为正中神经，深层有前臂掌侧骨间神经。

间使

✎ 功效　宽胸解郁　　🪡 刺法　直刺 0.5~1.0 寸　　🪶 灸法　可灸

间使是手厥阴心包经的经穴。具有宁心安神、理气止痛的功效，主治打嗝、呕吐、月经不调、荨麻疹等症。

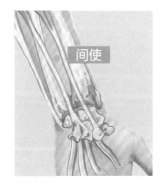

精准定位： 在前臂前区，腕掌侧远端横纹上 3 寸，掌长肌腱与桡侧腕屈肌腱之间。

快速取穴： 微屈腕，腕横纹向上 4 横指，两条索状大筋之间即是。

局部解剖： 在桡侧腕屈肌腱与掌长肌腱之间，有指浅屈肌，深部为指深屈肌；有前臂正中动、静脉，深部为前臂掌侧骨间动、静脉；布有前臂内侧皮神经，其下为正中神经，深层有前臂掌侧骨间神经。

内关

✏️ 功效 宽胸理气   💉 刺法 直刺 0.5~1.0 寸   🕯️ 灸法 可灸

内关是手厥阴心包经的络穴，是八脉交会穴之一。具有降逆和胃、宁心安神的功效，主治心痛、心悸、失眠、癫痫、胃痛、呕吐、打嗝、哮喘、汗多、小儿惊风等症。

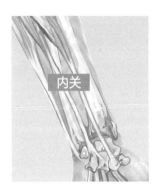

精准定位： 在前臂前区，腕掌侧远端横纹上 2 寸，掌长肌腱与桡侧腕屈肌腱之间。

快速取穴： 腕横纹向上 3 横指，两索状筋之间即是。

局部解剖： 在桡侧腕屈肌腱与掌长肌腱之间，有指浅屈肌，深部为指深屈肌；有前臂正中动、静脉，深部为前臂掌侧骨间动、静脉；布有前臂内侧皮神经，其下为正中神经，深层有前臂掌侧骨间神经。

大陵

✏️ 功效 宽胸理气   💉 刺法 直刺 0.3~0.5 寸   🕯️ 灸法 可灸

大陵是手厥阴心包经的输穴、原穴，是十三鬼穴之一的鬼心。具有清心宁神的功效，主治头痛、肾虚、失眠等症。

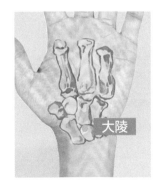

精准定位： 在腕前区，腕掌侧远端横纹中，掌长肌腱与桡侧腕屈肌腱之间。

快速取穴： 微屈腕握拳，在腕横纹上，两条索状大筋之间即是。

局部解剖： 在桡侧腕屈肌腱与掌长肌腱之间，有拇长屈肌腱和指深屈肌腱；有腕掌侧动、静脉网；布有前臂内侧皮神经、正中神经掌皮支，深层为正中神经本干。

劳宫

✏️功效 清心安神　　⬇️刺法 直刺 0.3~0.5 寸　　🪶灸法 可灸

劳宫是手厥阴心包经的荥穴，是十三鬼穴之一的鬼窟。具有消肿止痒的功效，主治汗多、心烦、口腔溃疡等症。

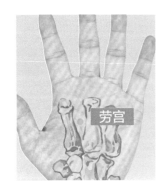

精准定位： 在掌区，横平第 3 掌指关节近端，第 2、3 掌骨之间偏于第 3 掌骨。

快速取穴： 握拳屈指，中指指尖所指掌心处，按压有酸痛感处即是。

局部解剖： 在第 2、3 掌骨间，下为掌腱膜，第 2 蚓状肌及指浅、深屈肌腱，深层为拇指内收肌横头的起端，有骨间肌；有指掌侧总动脉；布有正中神经的第 2 指掌侧固有神经。

中冲

✏️功效 泻热清心　　⬇️刺法 直刺 0.1 寸，或用三棱针点刺出血　　🪶灸法 可灸

中冲是手厥阴心包经的井穴。具有醒脑开窍的功效，主治心痛、心悸、中暑、目赤、舌痛、小儿惊风等症。

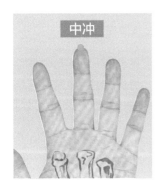

精准定位： 在手指，中指末端最高点。

快速取穴： 俯掌，在中指尖端的中央取穴。

局部解剖： 有指掌侧固有动、静脉所形成的动、静脉网；为正中神经的指掌侧固有神经分布处。

手少阳三焦经

手少阳三焦经在无名指与手厥阴心包经衔接，在外眼角与足少阳胆经相接，联系的脏腑器官有耳、目等。三焦经直通头面，所以此经的症状多表现在头部和面部，换句话说，这些头面部疾病可以通过刺激三焦经上的穴位来调治。

三焦经循行路线

手少阳三焦经起于无名指末端，向上行于小指与无名指之间，过手背，从桡骨和尺骨之间向上通过肘尖，沿上臂外侧，上达肩部，交出胆经之后，向上进入缺盆部，分布于胸中，散络于心包，向下通过横膈，依次属上、中、下三焦。其支脉，从胸中分出，进入缺盆部，上行经颈项旁，从耳后直上，出于耳上角，再下行至面颊部，到达眼眶下。另一条支脉，从耳后进入耳中，出行至耳前，在面颊部与前一条支脉相交，到达外眼角，接胆经。

三焦经主治病候

- **头面五官病症**：头部、眼部、耳部、颊部、咽喉部病症等。
- **其他病症**：胸胁痛，肩臂外侧痛，上肢挛急、麻木、不遂等。

三焦经五腧穴

金	←--- 井穴 ---→	关冲
水	←--- 荥穴 ---→	液门
木	←--- 输穴 ---→	中渚
火	←--- 经穴 ---→	支沟
土	←--- 合穴 ---→	天井

腧穴小结

本条经穴一侧穴位23个，左右共46个。首穴为关冲，末穴为丝竹空。

三焦经保养时间

亥时（21:00~23:00）三焦经当令，此时入睡，百脉可得到较好的休养生息，对身体十分有益。临睡前轻拍三焦经循行路线，有助于睡眠。

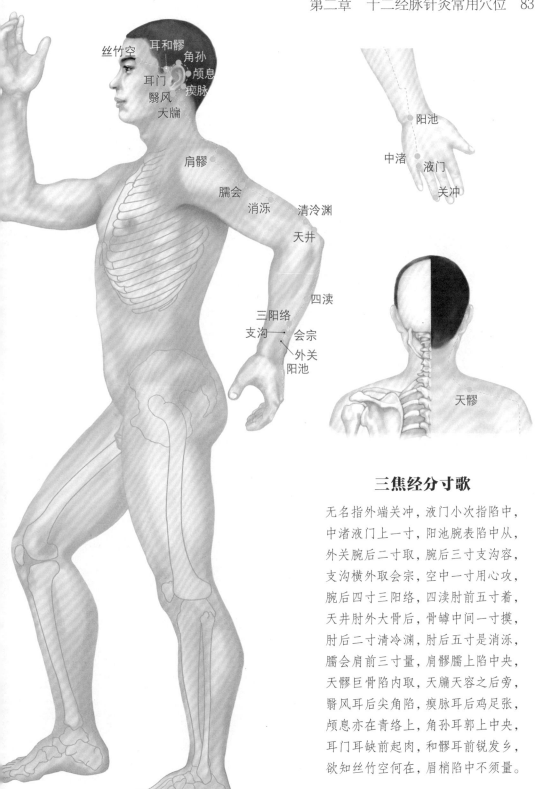

丝竹空
耳和髎
角孙
耳门
颅息
翳风
瘈脉
大牐
肩髎
臑会
消泺
清泠渊
天井
四渎
三阳络
支沟
会宗
外关
阳池

阳池
中渚
液门
关冲

天髎

三焦经分寸歌

无名指外端关冲，液门小次指陷中，
中渚液门上一寸，阳池腕表陷中从，
外关腕后二寸取，腕后三寸支沟容，
支沟横外取会宗，空中一寸用心攻，
腕后四寸三阳络，四渎肘前五寸着，
天井肘外大骨后，骨罅中间一寸摸，
肘后二寸清冷渊，肘后五寸是消泺，
臑会肩前三寸量，肩髎臑上陷中央，
天髎巨骨陷内取，天牖天容之后旁，
翳风耳后尖角陷，瘈脉耳后鸡足张，
颅息亦在青络上，角孙耳郭上中央，
耳门耳缺前起肉，和髎耳前锐发乡，
欲知丝竹空何在，眉梢陷中不须量。

关冲

✏️ 功效 宽胸理气   🪡 刺法 浅刺 0.1 寸，   🖊️ 灸法 可灸
或用三棱针点刺出血

关冲是手少阳三焦经的井穴。具有清热解毒的功效，主治头痛、咽喉肿痛、目视不明、肘痛等症。

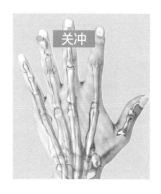
关冲

精准定位： 在手指，第 4 指末节尺侧，指甲根角侧上方 0.1 寸（指寸）。

快速取穴： 无名指指甲底部与侧缘引线的交点处即是。

局部解剖： 有指掌侧固有动、静脉形成的动、静脉网；布有尺神经的指掌侧固有神经。

液门

✏️ 功效 清热泻火   🪡 刺法 直刺 0.3~0.5 寸   🖊️ 灸法 可灸

液门是手少阳三焦经的荥穴。具有聪耳明目、解表散邪的功效，主治手背红肿、五指拘挛、腕部无力等症。

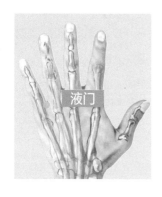
液门

精准定位： 在手背，第 4、5 指间，指蹼缘上方赤白肉际凹陷中。

快速取穴： 抬臂俯掌，手背部第 4、5 指指缝间，掌指关节前可触及一凹陷处即是。

局部解剖： 有尺动脉的指背动脉；布有尺神经的手背支。

中渚

✏️ 功效　清热利咽　　🌱 刺法　直刺 0.3~0.5 寸　　🔧 灸法　可灸

中渚是手少阳三焦经的输穴。具有聪耳明目的功效，主治前臂疼痛、脂溢性皮炎、头痛、目眩、耳聋等症。

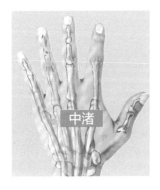

精准定位： 在手背，第 4、5 掌骨间，第 4 掌指关节近端凹陷中。

快速取穴： 抬臂俯掌，手背部第 4、5 指指缝间，掌指关节后可触及一凹陷处即是。

局部解剖： 有第 4 骨间肌；皮下有手背静脉网及第 4 掌背动脉；布有尺神经的手背支。

阳池

✏️ 功效　清利咽喉　　🌱 刺法　直刺 0.3~0.5 寸　　🔧 灸法　可灸

阳池是手少阳三焦经的原穴。具有开窍聪耳的功效，主治腕关节肿痛、手足怕冷、口干等症。

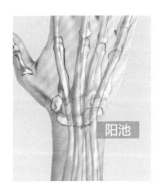

精准定位： 在腕后区，腕背侧远端横纹上，指伸肌腱的尺侧缘凹陷中。

快速取穴： 抬臂垂腕，背面，由第 4 掌骨向上推至腕关节横纹，可触及的凹陷处即是。

局部解剖： 有皮下手背静脉网，第 4 掌背动脉。布有尺神经手背支及前臂背侧皮神经末支。

外关

✏️ **功效** 祛风解热   💉 **刺法** 直刺 0.5~0.9 寸   🔥 **灸法** 可灸

外关是手少阳三焦经的络穴，是八脉交会穴之一。具有解表散邪、通络止痛的功效，主治头痛、三叉神经痛、颈椎病、落枕等症。

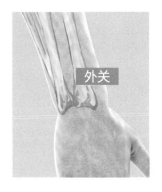
外关

精准定位： 在前臂后区，腕背侧远端横纹上2寸，尺骨与桡骨间隙中点。

快速取穴： 抬臂俯掌，掌腕背横纹中点直上3横指，前臂两骨之间的凹陷处即是。

局部解剖： 在桡骨与尺骨之间；指总伸肌与拇长伸肌之间；深层有前臂骨间背侧动脉和掌侧动、静脉；布有前臂背侧皮神经，深层有前臂骨间背侧神经及掌侧神经。

支沟

✏️ **功效** 清热聪耳   💉 **刺法** 直刺 0.5~1.0 寸   🔥 **灸法** 可灸

支沟是手少阳三焦经的经穴。具有降逆润肠的功效，主治胸胁痛、腹胀、便秘、心绞痛、耳聋、耳鸣等症。

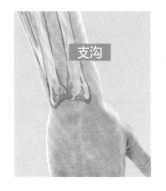
支沟

精准定位： 在前臂后区，腕背侧远端横纹上3寸，尺骨与桡骨间隙中点。

快速取穴： 抬臂俯掌，掌腕背横纹中点直上4横指，前臂两骨之间的凹陷处即是。

局部解剖： 在桡骨与尺骨之间；指总伸肌与拇长伸肌之间；深层有前臂骨间背侧和掌侧动、静脉；布有前臂背侧皮神经，深层有前臂骨间背侧神经及掌侧神经。

会宗

✏️ 功效　通利耳窍　　💉 刺法　直刺 0.5~1.2 寸　　🔥 灸法　可灸

会宗是手少阳三焦经的郄穴。具有镇静止痉的功效，主治偏头痛、耳聋、耳鸣、前臂酸痛等症。

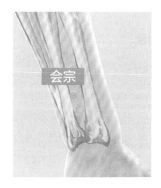

精准定位：在前臂后区，腕背侧远端横纹上 3 寸，尺骨的桡侧缘。

快速取穴：腕背横纹中点直上 4 横指，拇指侧按压有酸胀感处即是。

局部解剖：在尺骨桡侧缘，小指固有伸肌和尺侧腕伸肌之间；有前臂骨间背侧动、静脉；布有前臂背侧皮神经，深层有前臂骨间背侧神经和骨间掌侧神经。

天井

✏️ 功效　聪耳宁神　　💉 刺法　直刺 0.3~0.7 寸　　🔥 灸法　可灸

天井是手少阳三焦经的合穴。具有理气散结的功效，主治前臂酸痛、瘰疬、落枕、偏头痛等症。

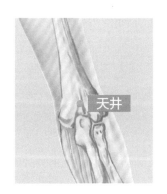

精准定位：在肘后区，肘尖（穴）上 1 寸凹陷中。

快速取穴：屈肘，肘尖（穴）直上 1 横指，凹陷处即是。

局部解剖：在肱骨下端后面鹰嘴窝中，有肱三头肌腱；有肘关节动、静脉网；布有臂背侧皮神经和桡神经肌支。

足少阳胆经

足少阳胆经在外眼角与手少阳三焦经衔接，在足大趾趾甲后与足厥阴肝经相接，联系的脏腑器官有目、耳等。胆经能够调节人体气机，使气机条达，有助于缓解抑郁、焦虑等情绪问题。

胆经循行路线

足少阳胆经起于外眼角，上行到前额，随后下行到耳后，沿颈项部，行于三焦经前，至肩上，交出三焦经后，下入缺盆部。耳部支脉从耳后进入耳中，出走耳前，到外眼角后方。眼部支脉从外眼角下走大迎，与三焦经会合，到达眼眶下，经颊车，由颈部下行，与前一条支脉在缺盆部会合，向下进入胸中，穿过横膈，联络肝，属于胆，沿胁里，出气冲，绕阴部毛际，横行入髋关节部。其直行经脉从缺盆部下行至腋下，沿侧胸经胁肋部，下行与前脉会合于髋关节部，向下沿大腿外侧，出膝盖外缘，至腓骨前，下出外踝前，沿足背，出足小趾与第4趾之间。足背部支脉从足背分出，沿第1、2跖骨间，出于足大趾端，穿过爪甲，出趾背毫毛部，接肝经。

腧穴小结

足少阳胆经穴位一侧44穴，左右两侧共88穴。首穴为瞳子髎，末穴为足窍阴。

胆经主治病候

- **头面五官病症：**侧头、目、耳、咽喉病等。
- **肝胆病症：**黄疸、口苦等。
- **热病、神志病：**发热、癫狂等。
- **其他病症：**下肢痹痛、麻木、不遂等。

胆经五腧穴

金	←--- 井穴 ---→	足窍阴
水	←--- 荥穴 ---→	侠溪
木	←--- 输穴 ---→	足临泣
火	←--- 经穴 ---→	阳辅
土	←--- 合穴 ---→	阳陵泉

胆经保养时间

子时（23:00~1:00）经脉气血流注至胆经，这时不要熬夜，要及时上床睡觉。胆经循行路线长，睡前宜轻拍胆经，头部可用手指刮拭，以舒适为宜。

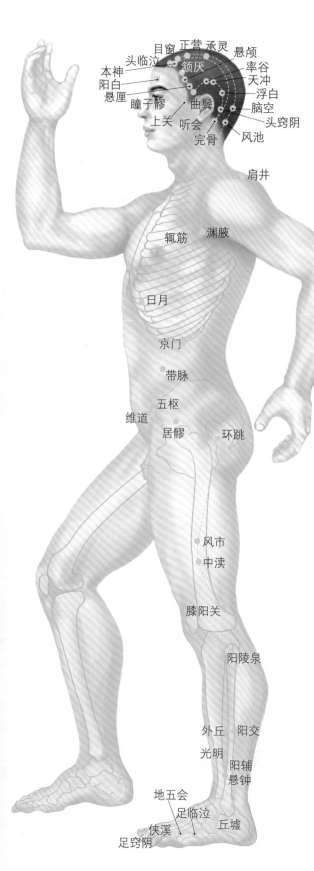

胆经分寸歌

外眦五分瞳子髎，耳前陷中听会绕，
上关上行一寸是，内斜曲角颔厌照，
斜后下行悬颅定，悬厘颅下半寸饶，
曲鬓耳前发际上，入发寸半率谷交，
天冲率后斜五分，浮白率下一寸呈，
窍阴穴在枕骨上，完骨耳后发际认，
入发四分须记真，本神神庭旁三寸，
入发五分眦上凭，阳白眉上一寸的，
却与瞳子相对直，入发五分头临泣，
旁开相对神庭穴，临后一寸是目窗，
窗后一寸正营穴，承灵又在正营后，
相去寸半见《甲乙》，风池直上寻脑空，
夹脑户旁二寸的，风池耳后尖角陷，
肩井肩上陷解中，大骨之前寸半取，
渊腋腋下三寸从，再从渊腋横前取，
相隔一寸辄筋逢，日月期门下一肋，
十二肋端是京门，章下寸八寻带脉，
带下三寸五枢真，维道章下五三认，
章下八三居髎名，环跳髀枢宛中陷，
风市垂手中指寻，中渎膝上五寸陈，
阳关阳陵上三寸，阳陵膝下一寸量，
腓骨头前陷中央，阳交外踝上七寸，
此系斜属三阳络，外丘踝上七寸斟，
踝上五寸光明着，踝上四寸阳辅穴，
踝上三寸悬钟列，丘墟踝下陷中觅，
丘下三寸足临泣，临下五分地五会，
会下一寸侠溪接，欲觅窍阴归何处，
　　　　小趾次趾外侧角。

风池

✏️ 功效　祛风散寒　　🧪 刺法　向鼻尖方向刺 0.5~0.9 寸　　🖊️ 灸法　可灸

风池是足少阳、阳维之会，是治疗内外风病的重要穴位。具有清热解表、平肝息风的功效，主治外感发热、头痛、眩晕、荨麻疹、小儿脊柱侧弯等症。

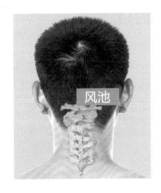

精准定位： 在颈后区，枕骨之下，胸锁乳突肌上端与斜方肌上端之间的凹陷中。

快速取穴： 正坐，后头骨下两条大筋外缘陷窝中，与耳垂齐平处即是。

局部解剖： 在胸锁乳突肌与斜方肌上端附着部之间的凹陷中，深层为头夹肌；有枕动、静脉分支；布有枕小神经之支。

肩井

✏️ 功效　祛风清热　　🧪 刺法　直刺 0.3~0.5 寸　　🖊️ 灸法　可灸

肩井是手足少阳、阳维之会。具有通经活络、消肿止痛的功效，主治肩臂疼痛、落枕、乳房胀痛、小儿脊柱侧弯等症。

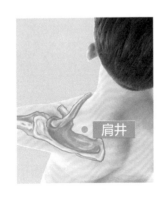

精准定位： 在肩胛区，第 7 颈椎棘突与肩峰最外侧点连线的中点。

快速取穴： 先找到大椎，再找到锁骨肩峰端，二者连线中点即是。

局部解剖： 有斜方肌，深层为肩胛提肌与冈上肌；有颈横动、静脉分支；布有腋神经分支，深层上方为桡神经。

日月

 功效 疏肝利胆　　 刺法 斜刺或平刺 0.5~0.8 寸　　 灸法 可灸

日月是胆经的募穴，有收募充补胆经气血的作用。具有和胃降逆的功效，主治肋间神经痛、口苦等症。

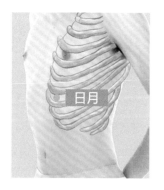

日月

精准定位： 在胸部，第 7 肋间隙，前正中线旁开 4 寸。

快速取穴： 正坐或仰卧，自乳头垂直向下推 3 个肋间隙，按压有酸胀感处即是。

局部解剖： 有肋间内、外肌，肋下缘有腹外斜肌腱膜、腹内斜肌、腹横肌；有肋间动、静脉；布有第 7 或第 8 肋间神经。

阳陵泉

 功效 疏肝利胆　　 刺法 直刺 0.6~1.2 寸　　 灸法 可灸

阳陵泉是足少阳胆经的合穴，是胆的下合穴。具有和胃降逆、通络止痛的功效，主治耳鸣、耳聋、口苦、坐骨神经痛、腿抽筋、乳房胀痛等症。

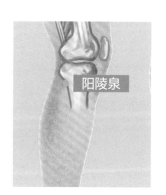

阳陵泉

精准定位： 在小腿外侧，腓骨头前下方凹陷中。

快速取穴： 屈膝 90°，膝关节外下方，腓骨头前下方凹陷处即是。

局部解剖： 在腓骨长、短肌中；有膝下外侧动、静脉；当腓总神经分为腓浅神经及腓深神经处。

阳交

✎ 功效　疏肝理气　　🪡 刺法　直刺 0.6~1.2 寸　　🚬 灸法　可灸

阳交是阳维脉的郄穴，是足少阳胆经和阳维脉的交会穴。具有宁心安神的功效，主治膝痛、下肢痿痹、面部浮肿、坐骨神经痛等症。

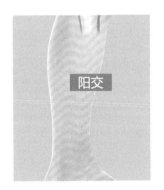

精准定位： 在小腿外侧，外踝尖上 7 寸，腓骨后缘。

快速取穴： 腘横纹头与外踝尖连线上，中点向下 1 横指，腓骨后缘处即是。

局部解剖： 在腓骨长肌附着部；有腓动、静脉分支；布有腓肠外侧皮神经。

外丘

✎ 功效　疏肝理气　　🪡 刺法　直刺 0.6~1.2 寸　　🚬 灸法　可灸

外丘是足少阳胆经的郄穴。具有安神止痉的功效，主治下肢痿痹、腹痛、脚气、小腿抽筋等症。

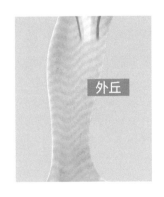

精准定位： 在小腿外侧，外踝尖上 7 寸，腓骨前缘。

快速取穴： 腘横纹头与外踝尖连线上，中点向下 1 横指，腓骨前缘处即是。

局部解剖： 在腓骨长肌和趾总伸肌之间，深层为腓骨短肌；有胫前动、静脉肌支；布有腓浅神经。

光明

🖊 **功效** 清肝明目　　⚒ **刺法** 直刺 0.5~0.8 寸　　🚬 **灸法** 可灸

光明是足少阳胆经的络穴。具有消肿止痛的功效，主治目赤肿痛、目视不明、偏头痛等症。

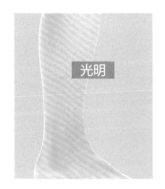

精准定位： 在小腿外侧，外踝尖上 5 寸，腓骨前缘。

快速取穴： 先找到悬钟，向上 3 横指，腓骨前缘即是。

局部解剖： 在趾长伸肌和腓骨短肌之间；有胫前动、静脉分支；布有腓浅神经。

足临泣

🖊 **功效** 疏通经络　　⚒ **刺法** 直刺 0.3~0.5 寸　　🚬 **灸法** 可灸

足临泣是足少阳胆经的输穴，是八脉交会穴。具有平肝息风、化痰消肿的功效，主治头痛、目赤肿痛、牙痛、乳痛、胁肋痛、白带过多等症。

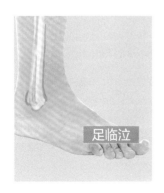

精准定位： 在足背，第 4、5 跖骨底结合部的前方，第 5 趾长伸肌腱外侧凹陷中。

快速取穴： 坐位，小趾长伸肌腱外侧凹陷中，按压有酸胀感处即是。

局部解剖： 有足背静脉网，第 4 趾背侧动、静脉；布有足背中间皮神经。

足厥阴肝经

足厥阴肝经在足大趾与足少阳胆经衔接，在肺中与手太阴肺经相接，联系的脏腑器官为肺、胃等。肝和人的情绪紧密相连，肝经出现问题，人就容易烦躁、低落。

肝经循行路线

足厥阴肝经起于足大趾丛毛上的大敦，沿足背经内踝前上行，至内踝上8寸处，交于脾经之后，上经腘窝内缘，沿大腿内侧进入阴毛中，环绕阴部，上行抵达小腹，夹行胃的两旁，属于肝，络于胆，再向上通过横膈，分布于胁肋部，上行经喉咙后面，上入鼻咽部，连接目系，上出额部，与督脉交会于头顶。眼部支脉从目系下行至面颊部，并在唇内环绕行走。肝部支脉则从肝分出，通过横膈，向上流注于肺，与肺经相连接。

腧穴小结

本条经穴一侧穴位14个，左右共28个。首穴为大敦，末穴为期门。

肝经主治病候

- **肝胆病症：**黄疸，胸胁疼痛，呕逆及肝风内动所致的脑卒中、头痛、眩晕、惊风等。
- **妇科病症：**月经不调、痛经、崩漏等。
- **其他病症：**下肢痹痛、麻木、不遂等。

肝经五腧穴

木	←--- 井穴 ---→	大敦
火	←--- 荥穴 ---→	行间
土	←--- 输穴 ---→	太冲
金	←--- 经穴 ---→	中封
水	←--- 合穴 ---→	曲泉

肝经保养时间

丑时（1:00~3:00）经脉气血循行流注至肝经，此时保持熟睡状态是对肝最好的关怀。

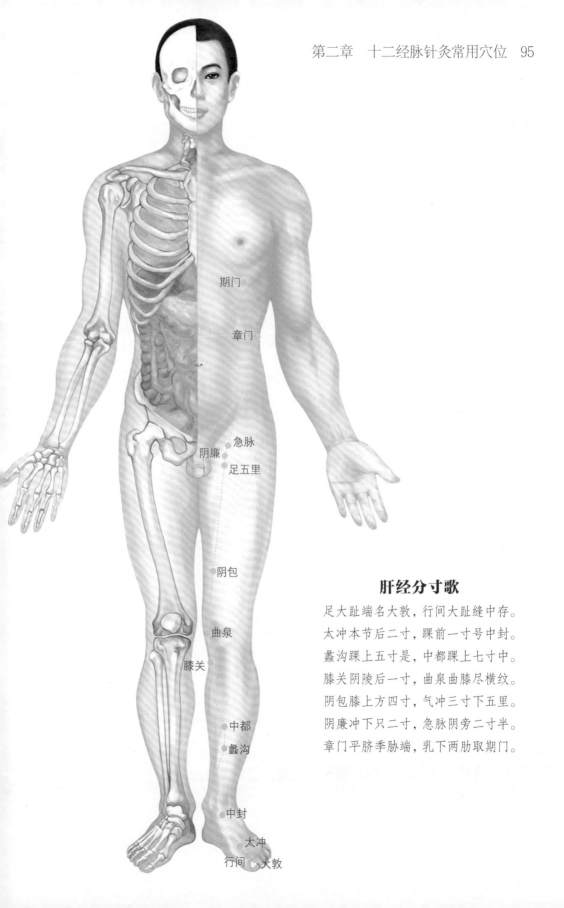

期门

章门

急脉
阴廉
足五里

阴包

曲泉

膝关

中都
蠡沟

中封

太冲
行间 大敦

肝经分寸歌

足大趾端名大敦，行间大趾缝中存。
太冲本节后二寸，踝前一寸号中封。
蠡沟踝上五寸是，中都踝上七寸中。
膝关阴陵后一寸，曲泉曲膝尽横纹。
阴包膝上方四寸，气冲三寸下五里。
阴廉冲下只二寸，急脉阴旁二寸半。
章门平脐季胁端，乳下两肋取期门。

大敦

✎功效　调肝理气　　🖊刺法　浅刺0.1~0.2寸，　　📋灸法　可灸
　　　　　　　　　　　　　　或点刺出血

大敦是足厥阴肝经的井穴。具有止痉宁神的功效，主治闭经、崩漏、遗尿、月经过多等症。

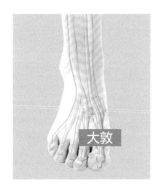
大敦

精准定位： 在足趾，大趾末节外侧，趾甲根角侧后方0.1寸（指寸）。

快速取穴： 坐位，大趾趾甲外侧缘与下缘各作一垂线，交点处即是。

局部解剖： 有趾背动、静脉；布有腓深神经的趾背神经。

行间

✎功效　清热泻火　　🖊刺法　斜刺0.5~0.8寸　　📋灸法　可灸

行间是足厥阴肝经的荥穴。具有平肝息风、宁心安神的功效，主治目赤、头痛、血压高、阳痿、痛经、甲状腺肿大等症。

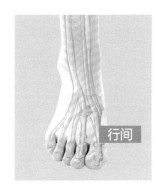
行间

精准定位： 在足背，第1、2趾间，趾蹼缘后方赤白肉际处。

快速取穴： 坐位，在足背部第1、2趾之间连接处的缝纹头处即是。

局部解剖： 有足背静脉网；第1趾背侧动、静脉；腓神经的跖背侧神经分为趾背神经的分歧处。

太冲

✐ 功效　平肝息风　⚘ 刺法　直刺 0.5~1.0 寸　⚗ 灸法　可灸

太冲是足厥阴肝经的输穴、原穴。具有镇静安神、和胃健脾的功效，主治失眠、头痛、腰痛、全身胀痛、甲状腺肿大、闭经、胆结石等症。

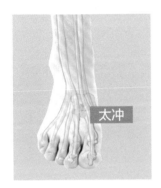

精准定位：在足背，第 1、2 跖骨间，跖骨底结合部前方凹陷中，或触及动脉搏动处。

快速取穴：足背，沿第 1、2 趾间横纹向足背上推，触及凹陷处即是。

局部解剖：在踇长伸肌腱外缘；有足背静脉网，第 1 跖背侧动脉；布有腓深神经的跖背侧神经，深层为胫神经足底内侧神经。

中封

✐ 功效　疏肝健脾　⚘ 刺法　直刺 0.5~0.8 寸　⚗ 灸法　可灸

中封是足厥阴肝经的经穴。具有理气消疝的功效，主治内踝肿痛、足冷、小腹痛、嗌干、肝炎等症。

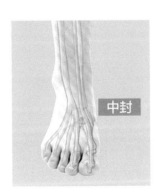

精准定位：在踝区，内踝前，胫骨前肌肌腱的内侧缘凹陷中。

快速取穴：坐位，大脚趾上翘，足背内侧可见两条大筋，二者之间的凹陷处即是。

局部解剖：在胫骨前肌腱的内侧；有足背静脉网，布有足背侧皮神经的分支及隐神经。

蠡沟

🖊 功效 理气调经   ⬇ 刺法 平刺 0.5~0.8 寸   ⬇ 灸法 可灸

蠡沟是足厥阴肝经的络穴。具有清热利湿、消肿止痒的功效，主治疝气、遗尿、子宫内膜炎、月经不调、崩漏等症。

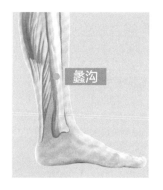

精准定位： 在小腿内侧，内踝尖上 5 寸，胫骨内侧面的中央。

快速取穴： 坐位，内踝尖垂直向上 7 横指，胫骨内侧凹陷处即是。

局部解剖： 在胫骨内侧下 1/3 处；其内后侧有大隐静脉；布有隐神经的前支。

曲泉

🖊 功效 疏肝理气   ⬇ 刺法 直刺 0.8~1.3 寸   ⬇ 灸法 可灸

曲泉是足厥阴肝经的合穴。具有调经止带、清利湿热的功效，主治月经不调、子宫脱垂、乳腺增生、阳痿等症。

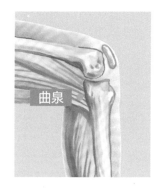

精准定位： 在膝部，腘横纹内侧端，半腱肌肌腱内缘凹陷中。

快速取穴： 膝内侧，屈膝时可见膝关节内侧面横纹端，其横纹头凹陷处即是。

局部解剖： 在胫骨内侧髁后缘，半膜肌、半腱肌止点前上方，缝匠肌后缘；有大隐静脉、膝最上动脉；布有隐神经，闭孔神经，深向腘窝可及胫神经。

章门

✏️功效　健脾消胀　　🪡刺法　直刺 0.5~0.8 寸　　🖊️灸法　可灸

章门是脾脏的募穴，是八会穴之一的脏会，为脏气出入的门户。具有和胃利胆的功效，主治腹痛、腹胀、口干、口苦、呕吐、打嗝、泄泻等症。

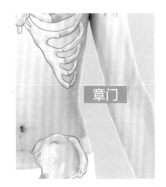

精准定位： 在侧腹部，第 11 肋游离端的下际。

快速取穴： 正坐，屈肘合腋，肘尖所指处，按压有酸胀感处即是。

局部解剖： 有腹内、外斜肌及腹横肌；有第 10 肋间动脉末支；布有第 10、11 肋间神经；右侧当肝脏下缘，左侧当脾脏下缘。

期门

✏️功效　疏肝健脾　　🪡刺法　斜刺 0.5~0.7 寸，
　　　　　　　　　　　　右侧期门不可深刺　　🖊️灸法　可灸

期门是肝脏的募穴，是气血归入的门户。具有和胃降逆、解表散邪的功效，主治乳房胀痛、肋间神经痛等症。

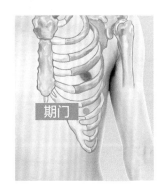

精准定位： 在胸部，第 6 肋间隙，前正中线旁开 4 寸。

快速取穴： 正坐或仰卧，自乳头垂直向下推 2 个肋间隙，按压有酸胀感处即是。

局部解剖： 在腹内外斜肌腱膜中，有肋间肌；有肋间动、静脉；有第 6、7 肋间神经。

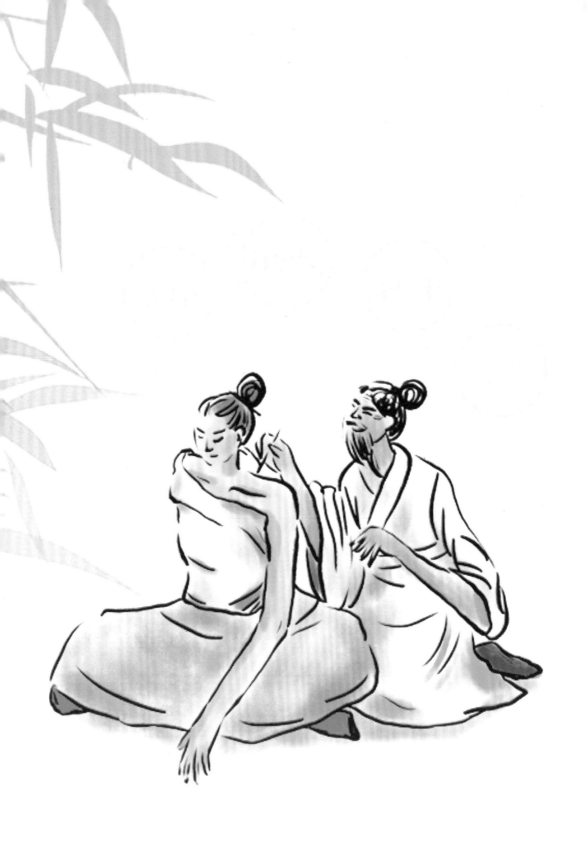

第三章
针灸日常保健经典配穴

在日常生活中，我们时常会感觉身体的某个部位有一些不适感，比起针灸单一穴位来说，将具有协调作用的两个以上的穴位配伍应用，可以更大限度发挥针灸的保健效果，也更加具有针对性。本章将介绍一些经典的穴位组合，以作为日常保健的指导。

头颈部组合穴
四神聪、神庭、本神
——安神益智，清利头目

四神聪位于头顶百会周围，能清利头目，醒脑开窍；神庭为督脉、足太阳、足阳明之会，能清头散风、镇静安神；本神是足少阳胆经的常用腧穴之一，能宁心安神。这一组合被称作"三神穴"，针灸三神穴可以起到安神益智、清利头目的作用。

四神聪

四神聪是经外奇穴，因其具有镇静安神、明目聪耳的功效，故得神聪之名。针灸四神聪可以健脑益智，改善头痛、晕眩等症。

!组穴主治

头晕、头痛、失眠、抑郁等症。

平刺0.3~0.5寸；可灸。

平刺0.5~0.8寸；可灸。

穴位百科

●**定位：** 在头部，百会前后左右各旁开1寸，共4穴。

●**主治：** 失眠、健忘、癫痫、头痛、眩晕等。

●**解剖：** 在帽状腱膜中；有枕动、静脉，颞浅动、静脉顶支和眶上动、静脉吻合网；布有枕大神经、耳颞神经及眶上神经分支。

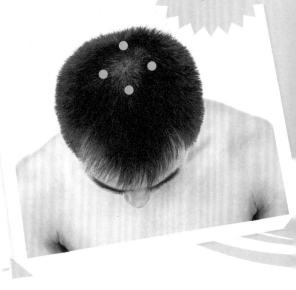

神庭

脑为元神之府，本穴居于额头之上，额头被称作天庭，故得名神庭。神庭位于督脉，有清头散风、镇静安神的作用，针灸神庭可以醒脑开窍。

穴位百科

●**定位：** 在头部，前发际正中直上 0.5 寸。

●**主治：** 失眠、头晕、目眩、鼻塞、流泪、目赤肿痛等。

●**解剖：** 在左右额肌交界处；有额动、静脉分支；布有额神经分支。

本神

本神位于神庭旁侧，位于足少阳和阳维脉的交会处。针灸本神可以宁心安神、醒脑开窍，临床中常用此穴治疗神志病。

平刺 0.5~0.7 寸；可灸。

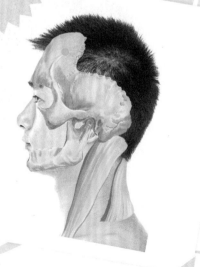

穴位百科

●**定位：** 在头部，前发际上 0.5 寸，头正中线旁开 3 寸。

●**主治：** 头痛、眩晕、颈项强直、脑卒中、小儿惊风等。

●**解剖：** 在额肌中；有颞浅动、静脉额支和额动、静脉外侧支；布有额神经外侧支。

地仓、颊车、下关
——祛风止痛，舒筋活络

地仓为手足阳明经的交会穴，位于足阳明胃经上，能舒筋活络、活血化瘀；颊车属足阳明胃经，能祛风清热、开关通络；下关属足阳明胃经，能聪耳通络、消肿止痛。针灸上述穴位组合，可以达到祛风止痛、舒筋活络的目的。

! 组穴主治

头痛、眩晕、眼角抽动、牙齿疼痛等症。

直刺 0.3~0.4 寸；可灸。

平刺 0.5~0.8 寸；可灸。

地仓

地仓常被用于治疗面神经麻痹、三叉神经痛，与足三里、翳风、廉泉、丝竹空等穴配伍，可以改善常见的头面五官病症。

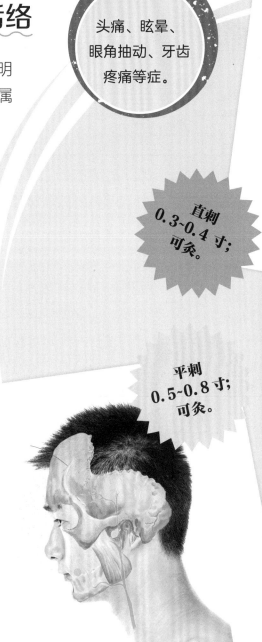

穴位百科

● **定位：** 在面部，口角旁开 0.4 寸（指寸）。

● **主治：** 口角歪斜、牙痛、流涎、眼睑眴动等。

● **解剖：** 在口轮匝肌中，深层为颊肌；有面动、静脉；布有面神经和眶下神经分支，深层为颊神经的末支。

颊车

颊车的功用是运送胃经的五谷精微气血循经上头，临床以平补平泻法为常用。颊车是治疗面部疾病的常用穴，针灸本穴可以缓解风邪引起的病症。

穴位百科

● **定位：** 在面部，下颌角前上方1横指。

● **主治：** 口眼歪斜、牙关紧闭、牙痛、面部痉挛等。

● **解剖：** 在下颌角前方，有咬肌；有咬肌动、静脉；有耳大神经、面神经颊支及下颌缘支分布。

直刺 0.3~0.5寸；可灸。

下关

下关对上输头部的气血精微起到严格把关的作用，胃经气血在此升清降浊。针灸本穴可以疏散风邪、通利官窍。

穴位百科

● **定位：** 在面部，颧弓下缘中央与下颌切迹之间凹陷中。

● **主治：** 牙痛、口眼歪斜、面痛、耳鸣等。

● **解剖：** 当颧弓下缘，皮下有腮腺，为咬肌起始部；有面横动、静脉，最深层为上颌动、静脉；正当面神经颧支、耳颞神经分支，最深层为下颌神经。

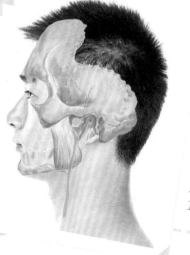

印堂、迎香、上迎香
——通窍祛风，理气止痛

印堂位于督脉，属经外奇穴，能明目通鼻、清脑安神；迎香属手阳明大肠经，位于手阳明大肠经和足阳明胃经的交汇点，有宣肺、通窍、散热的功效；上迎香属经外奇穴，因位于迎香的上方而得名，能清利鼻窍、通络止痛。针灸上述穴位组合，可以达到通窍祛风、理气止痛的目的。

！组穴主治

鼻塞、鼻出血、鼻窦炎等症。

印堂

印堂具有明目通鼻、疏风清热、宁心安神的功效，临床上常用于辅助治疗失眠等神志方面的病症。

直刺0.2~0.4寸或斜刺0.3~0.5寸；不宜灸。

沿皮平刺0.3~0.5寸；可灸。

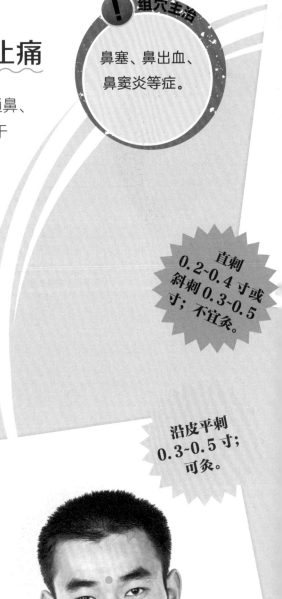

穴位百科

- **定位：** 在头部，两眉毛内侧中间的凹陷中。
- **主治：** 失眠、头痛、眩晕、过敏性鼻炎、三叉神经痛等。
- **解剖：** 在降眉间肌中；布有额神经的分支滑车上神经，眼动脉的分支额动脉及伴行的静脉。

迎香

迎香是手阳明大肠经的末穴，位于鼻旁，脉气直通鼻窍，故通利鼻窍的作用较强。具有疏风解表、祛风通窍的功效。

穴位百科

● **定位：** 在面部，鼻翼外缘中点旁，鼻唇沟中。
● **主治：** 鼻塞、过敏性鼻炎、鼻出血、面神经麻痹、黄褐斑、酒糟鼻等。
● **解剖：** 有上唇方肌；面动、静脉及眶下动、静脉分支；布有面神经与眶下神经吻合支。

上迎香

上迎香又名"鼻通"，具有清热散风、明目通鼻的功效，临床上主要用来治疗鼻部疾病。

沿鼻唇沟上端向下斜刺0.3~0.8寸；不宜灸。

穴位百科

● **定位：** 在面部，鼻翼软骨与鼻甲的交界处，近鼻翼沟上端处。
● **主治：** 过敏性鼻炎、鼻窦炎、鼻出血、嗅觉减退等。
● **解剖：** 有上唇方肌；有面动、静脉之分支；布有筛前神经、眶下神经分支及滑车下神经。

风池、天柱、大椎
——祛风解表，通利官窍

风池属足少阳胆经，位于足少阳胆经与阳维脉的交会处，能祛风散寒、明目利鼻；天柱属足太阳膀胱经，能祛风散寒、息风宁神；大椎属督脉，为三阳经、督脉之会，能清热解表、截疟止痫。针灸上述穴位组合可以达到祛风解表、通利官窍的目的。

风池

胆经气血在此吸热后化为阳热风气，胆经、肝经互为表里，因此位于胆经上的风池兼具清肝泻火、平肝息风的功效，主治内外风病。

！组穴主治

颈项强直、头疼脑热、咳嗽等症。

直刺0.3~0.7寸；可灸。

向鼻尖方向刺0.5~0.9寸；可灸。

穴位百科

●**定位：** 在颈后区，枕骨之下，胸锁乳突肌上端与斜方肌上端之间的凹陷中。

●**主治：** 外感发热、头痛、眩晕、荨麻疹、小儿脊柱侧弯等。

●**解剖：** 在胸锁乳突肌与斜方肌上端附着部之间的凹陷中，深层为头夹肌；有枕动、静脉分支；布有枕小神经之支。

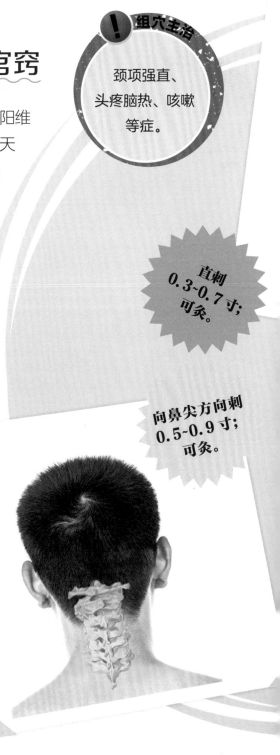

天柱

膀胱经的气血在本穴呈现饱满之状，穴内气血强劲坚实，如擎天之柱一般，故名天柱。临床上常用以治疗头颈部疾病。

穴位百科

● **定位**：在颈后区，横平第2颈椎棘突上际，斜方肌外缘凹陷中。

● **主治**：头痛、颈项僵硬、肩背疼痛、哮喘等。

● **解剖**：在斜方肌起始部，深层为头半棘肌；有枕动、静脉干；布有枕大神经干。

直刺
0.5~0.8寸；
可灸。

大椎

大椎穴内气血为人体各条阳经上行气血汇聚而成，足三阳的阳热之气由此汇入，并与督脉的阳气一同上行头颈。

穴位百科

● **定位**：在脊柱区，第7颈椎棘突下凹陷中，后正中线上。

● **主治**：外感发热、头项强痛、疟疾、呕吐等。

● **解剖**：在腰背筋膜、棘上韧带及棘间韧带中；有颈横动脉分支和棘间皮下静脉丛；布有第8颈神经后支的内侧支；深部为脊髓。

太阳、下关、大迎
——祛风通络，消肿止痛

太阳属经外奇穴，能清热消肿、通络止痛；下关属足阳明胃经，能聪耳通络、消肿止痛；大迎属足阳明胃经，能消肿止痛、息风止痉。针灸上述穴位组合可以达到祛风通络、消肿止痛的目的。

太阳

太阳是人体头部的重要穴位，具有醒脑、提神、明目的功效，针灸本穴可以对大脑产生良性刺激，能够缓解疲劳、振奋精神、止痛醒脑。

组穴主治

偏头痛、头晕目眩、面部浮肿等症。

直刺 0.3~0.5寸；可灸。

直刺或斜刺0.3~0.5寸，或用三棱针点刺放血；可灸。

穴位百科

● **定位：** 在头部，眉梢与目外眦之间，向后约1横指的凹陷中。

● **主治：** 外感发热、头痛、眩晕等。

● **解剖：** 在颞筋膜及颞肌中；浅层有颞筋膜静脉丛，颧眶动、静脉，深层有颞深动、静脉；布有耳颞神经、面神经颞支，深层有颞深神经，三叉神经第2支分支。

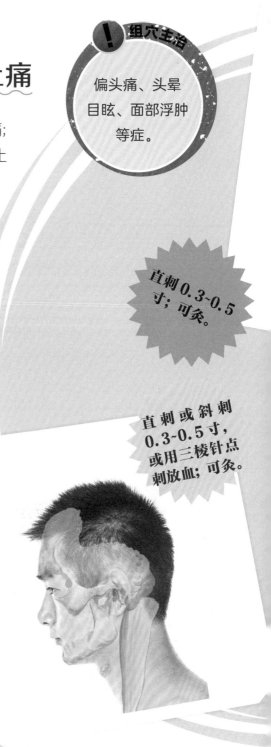

下关

下关是面部的保健要穴，对于牙关不利、牙痛、耳聋等病症都有比较好的改善效果。

穴位百科

● **定位**：在面部，颧弓下缘中央与下颌切迹之间凹陷中。

● **主治**：牙痛、口眼歪斜、面痛、耳鸣等。

● **解剖**：当颧弓下缘，皮下有腮腺，为咬肌起始部；有面横动、静脉，最深层为上颌动、静脉；正当面神经颧支、耳颞神经分支，最深层为下颌神经。

直刺 0.2~0.3 寸；可灸。

大迎

大迎又名"髓孔"，胃经气血物质经由本穴上输头部。具有疏风清热、解表去火、通经活络、消肿止痛的功效。

穴位百科

● **定位**：在面部，下颌角前方，咬肌附着部的前缘凹陷中，面动脉搏动处。

● **主治**：口角歪斜、失音、颊肿、牙痛等。

● **解剖**：在咬肌附着部前缘；前方有面动、静脉；布有面神经分支及颊神经。

躯干部组合穴
下脘、中脘、上脘
——和胃健脾，消积化滞

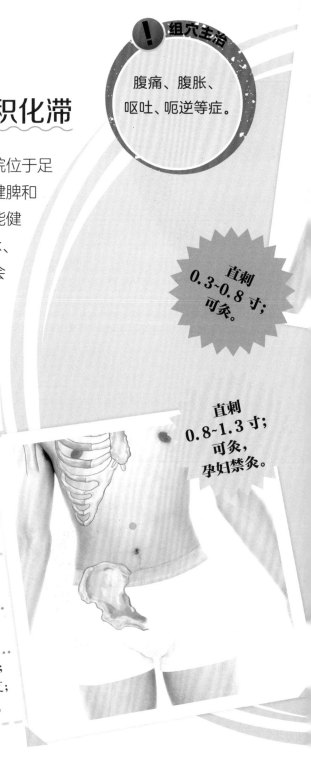

组穴主治

腹痛、腹胀、呕吐、呃逆等症。

下脘、中脘、上脘均属任脉。下脘位于足太阴脾经和任脉的交会处，具有健脾和胃、降逆止呃的作用；针灸中脘能健脾和胃、降逆利水；上脘位于任脉、足阳明胃经和手太阳小肠经的交会处，可和胃降逆、化痰宁神。针灸上述穴位组合可以达到和胃健脾、消积化滞的目的。

直刺 0.3~0.8 寸；可灸。

下脘

下脘又名"下管"，因处于胃脘下部而得名。针刺下脘对肠胃功能有调整作用，可用于改善多种消化系统疾患。

直刺 0.8~1.3 寸；可灸，孕妇禁灸。

穴位百科

● **定位：** 在上腹部，脐中上2寸，前正中线上。

● **主治：** 胃痛、腹痛、呕吐、打嗝、泄泻等。

● **解剖：** 在腹白线上，深部为横结肠；有腹壁上、下动、静脉交界处的分支；布有第8肋间神经前皮支的内侧支。

中脘

中脘是胃之募穴，是八会穴之一的腑会。具有理气止痛、消积化滞的功效，主治各种胃腑疾病。

穴位百科

●**定位**：在上腹部，脐中上4寸，前正中线上。

●**主治**：胃痛、小儿厌食、呕吐、高血压、急性胃肠炎等。

●**解剖**：在腹白线上；有腹壁上动、静脉；布有第7、8肋间神经前皮支的内侧支。

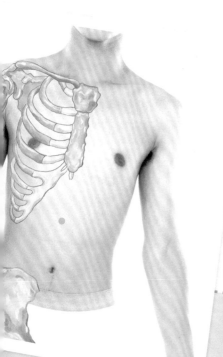

直刺0.5~0.8寸；可灸。

上脘

上脘是任脉、足阳明胃经、手太阳小肠经的交会穴，有和中降逆、调理脾胃的功用，主要用于改善脾胃及神志疾患。

穴位百科

●**定位**：在上腹部，脐中上5寸，前正中线上。

●**主治**：胃痛、呕吐、打嗝、纳呆、痢疾等。

●**解剖**：在腹白线上；有腹壁上动、静脉分支；布有第7肋间神经前皮支的内侧支。

中脘、气海、膻中
——理气宽胸，降逆止呕

中脘、气海、膻中均属任脉。针灸中脘能
健脾和胃、降逆利水；针灸气海能温阳益
气、调经固精，起到调和脏腑之气的作
用；针灸膻中能理气止痛、生津增液。
针灸上述穴位组合可以达到理气宽
胸、降逆止呕的目的。

组穴主治

胸闷、气喘、咳嗽、呕吐等症。

直刺0.8~1.3寸；可灸。孕妇慎用。

直刺0.8~1.3寸；可灸。

中脘

中脘，别称"胃脘"，为胃之募穴，
同时还是腑会，汇聚六腑精气，
对于促进脏腑的和谐与平
衡有着不可忽视的作用。

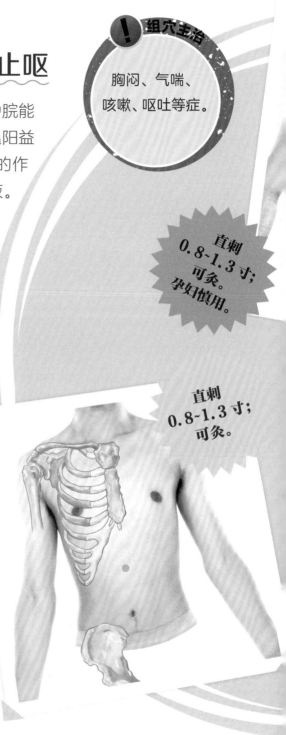

穴位百科

● **定位：** 在上腹部，脐中上4寸，前
正中线上。

● **主治：** 胃痛、小儿厌食、呕吐、高
血压、急性胃肠炎等。

● **解剖：** 在腹白线上；有腹壁上动、
静脉；布有第7、8肋间神经前皮支的
内侧支。

气海

气海为人体先天元气汇聚之处。针灸气海可以调摄、疏利下焦气机，增强元气，改善脏腑气虚的情况。

穴位百科

● **定位：** 在下腹部，脐中下 1.5 寸，前正中线上。

● **主治：** 小腹疾病、胃肠疾病、虚证等。

● **解剖：** 在腹白线上，深部为小肠；有腹壁浅动、静脉分支，腹壁下动、静脉分支；布有第 11 肋间神经前皮支的内侧支。

平刺 0.3~0.5寸；可灸。

膻中

膻中是心包的募穴，是八会穴之一的气会。临床中常用于治疗支气管哮喘、支气管炎、心绞痛等症。

穴位百科

● **定位：** 在胸部，横平第 4 肋间隙，前正中线上。

● **主治：** 胸闷、气短、气管炎、呕吐、更年期综合征、产妇乳少、乳房胀痛、小儿咳嗽等。

● **解剖：** 在胸骨体上；有胸廓内动、静脉的前穿支；布有第 4 肋间神经前皮支的内侧支。

关元、中极、归来
——清利湿热，益肾调经

关元和中极均属任脉，是任脉和多条经络的交汇点。针灸关元可以培补元气、调经止带；针灸中极可以温肾助阳、通利小便；归来属足阳明胃经，能疏肝理气、调经止带。针灸上述穴位组合可以起到清利湿热、益肾调经的作用。

关元

关元是小肠募穴，为阴阳元气交会、精气聚集之处，是保健要穴，具有补肾培元、温阳固脱的功效。在针刺前，应先排净小便，以防刺伤膀胱。

穴位百科

● **定位：** 在下腹部，脐中下3寸，前正中线上。

● **主治：** 虚胖浮肿、月经不调、白带过多、遗精、阳痿、小儿发热、胃肠疾病、脂肪肝等。

● **解剖：** 在腹白线上，深部为小肠；有腹壁浅动、静脉分支，腹壁下动、静脉分支；布有第12肋间神经前皮支的内侧支。

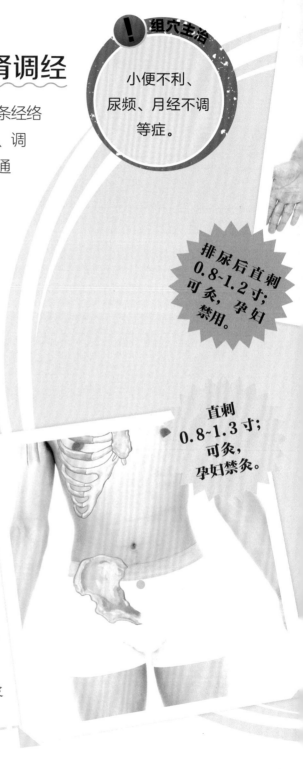

! 组穴主治

小便不利、尿频、月经不调等症。

排尿后直刺0.8~1.2寸；可灸，孕妇禁用。

直刺0.8~1.3寸；可灸，孕妇禁灸。

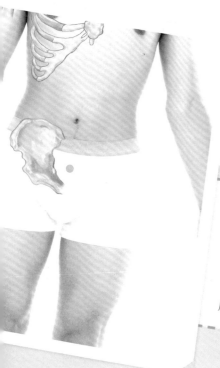

中极

中极是膀胱的募穴，膀胱之气于此结聚，能够用于改善膀胱功能，具有调理下焦、温肾助阳、调经止带的作用，是临床中治疗膀胱疾病的要穴。

穴位百科

●**定位**：在下腹部，脐中下4寸，前正中线上。

●**主治**：尿频、遗精、月经不调、痛经、前列腺炎等。

●**解剖**：在腹白线上，深部为乙状结肠；有腹壁浅动、静脉分支，腹壁下动、静脉分支；布有髂腹下神经的前皮支。

直刺0.8~1.2寸；可灸。

归来

足阳明胃经多气多血，针灸归来可调整腹部气血循环，疏通并调节足阳明胃经的经气，起到补气升提的作用。

穴位百科

●**定位**：在下腹部，脐中下4寸，前正中线旁开2寸。

●**主治**：腹痛、疝气、闭经、阳痿、白带过多等。

●**解剖**：在腹直肌外缘，有腹内斜肌，腹横肌腱膜；外侧有腹壁下动、静脉；布有髂腹下神经。

大椎、风门、肺俞
——祛风解表，宣肺理气

大椎属督脉，为督脉与手、足三阳经的交会穴，针灸本穴可清热解表、截疟止痛；风门属足太阳膀胱经，为督脉与足太阳膀胱经的交会穴，针灸本穴可祛风散邪、宣肺固表；肺俞属足太阳膀胱经，针灸本穴可肃降肺气、止咳平喘。针灸上述穴位组合可达到祛风解表、宣肺理气的目的。

大椎

大椎具有疏通颈部经络、清热解表的作用，常用来治疗颈椎病、感冒等疾病。

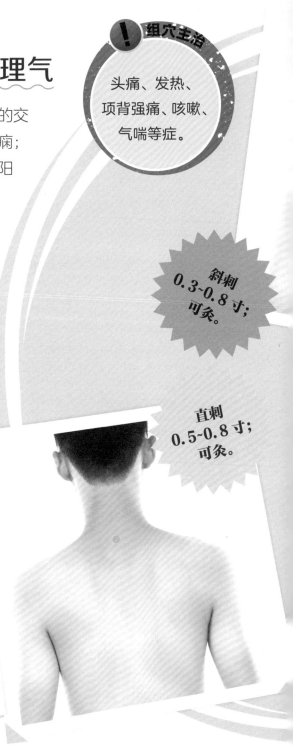

组穴主治

头痛、发热、项背强痛、咳嗽、气喘等症。

斜刺0.3~0.8寸；可灸。

直刺0.5~0.8寸；可灸。

穴位百科

● **定位：** 在脊柱区，第7颈椎棘突下凹陷中，后正中线上。

● **主治：** 外感发热、头项强痛、疟疾、呕吐等。

● **解剖：** 在腰背筋膜、棘上韧带及棘间韧带中；有颈横动脉分支和棘间皮下静脉丛；布有第8颈神经后支的内侧支；深部为脊髓。

风门

风门是风邪出入的门户，主治风邪侵袭及肺气失宣引起的疾病。日常针灸本穴可以起到良好的保健效果。

穴位百科

●**定位：** 在脊柱区，第2胸椎棘突下，后正中线旁开1.5寸。

●**主治：** 伤风咳嗽、发热、头痛、哮喘、呕吐、感冒等。

●**解剖：** 有斜方肌、菱形肌、上后锯肌，深层为最长肌；有第2肋间动、静脉背侧支的内侧支；布有第2或第3胸神经后支内侧皮支，深层为第2、3胸神经后支的肌支。

斜刺0.5~0.8寸；可灸。

肺俞

肺俞是肺的背俞穴，是肺脏之气输注背部之处，是治疗肺部疾病的要穴。临床中常针灸此穴治疗外感疾病。

穴位百科

●**定位：** 在脊柱区，第3胸椎棘突下，后正中线旁开1.5寸。

●**主治：** 咳嗽、哮喘、胸满气逆、酒糟鼻、耳聋、小儿感冒等。

●**解剖：** 有斜方肌、菱形肌，深层为最长肌；有第3肋间动、静脉的分支；布有第3、4胸神经后支的内侧皮支，深层为第3胸神经后支的肌支。

灵台、神道、心俞
——调气血，宁心神

灵台属督脉，针灸本穴可清热化湿、止咳定喘；神道属督脉，针灸本穴可宁心安神、清热平喘；心俞是心脏的背俞穴，属足太阳膀胱经，针灸本穴可宽胸理气、宁心安神。针灸上述穴位组合可以达到调气血、宁心神的目的。

!组穴主治

心痛、心悸、失眠、健忘、盗汗等症。

向上微斜刺0.5~0.8寸；可灸。

向上微斜刺0.5~0.8寸；可灸。

灵台

灵台位于靠近心肺的背部区域，督脉的气血在灵台汇聚并转化为天部之上的阳热之气，针灸此穴，对于改善与心肺相关的疾病具有一定疗效。

穴位百科

- **定位：** 在脊柱区，第6胸椎棘突下凹陷中，后正中线上。
- **主治：** 咳嗽、气喘、颈项僵硬、背痛、失眠等。
- **解剖：** 在腰背筋膜、棘上韧带及棘间韧带中；有第6肋间动脉后支及棘间皮下静脉丛；布有第6胸神经后支内侧支；深部为脊髓。

神道

神道为心气之通道，居两心俞之间，心主神明，主治神志疾病，临床中常用于治疗心脏神经官能症、神经衰弱等。

穴位百科

●**定位：** 在脊柱区，第5胸椎棘突下凹陷中，后正中线上。

●**主治：** 失眠、肩背痛、小儿惊风、咳嗽、神经衰弱等。

●**解剖：** 在腰背筋膜、棘上韧带及棘间韧带中；有第5肋间动脉后支及棘间皮下静脉丛；布有第5胸神经后支内侧支；深部为脊髓。

斜刺0.3~0.8寸；可灸。

心俞

心俞是心脏之气输注背部之处，是治疗心脏疾病的重要穴位，具有调节心脏功能的功用。

穴位百科

●**定位：** 在脊柱区，第5胸椎棘突下，后正中线旁开1.5寸。

●**主治：** 胸背痛、心悸、失眠、健忘、呕吐等。

●**解剖：** 有斜方肌、菱形肌，深层为最长肌；有第5、6肋间动、静脉后支；布有第5、6胸神经后支的皮支，深层为第5、6胸神经后支外侧支。

全身组合穴
中脘、内关、足三里
——理气和胃，降逆止呕

中脘属任脉，针灸中脘能健脾和胃、降逆利水；内关是手厥阴心包经的络穴，针灸内关可理气宽胸、和胃降浊；足三里是足阳明胃经的合穴，针灸足三里可以调理脾胃、补中益气。针灸上述穴位组合可以达到理气和胃、降逆止呕的目的。

中脘

中脘是治疗消化系统疾病的常用穴位，任何原因引起的脾胃虚弱、运化功能失常等症状均可取中脘加以改善。

！组穴主治

腹痛、腹胀、肠鸣、呕吐等症。

直刺0.5~1.0寸；可灸。

直刺0.8~1.3寸；可灸。

穴位百科

- **定位：**在上腹部，脐中上4寸，前正中线上。
- **主治：**胃痛、小儿厌食、呕吐、高血压、急性胃肠炎等。
- **解剖：**在腹白线上；有腹壁上动、静脉；布有第7、8肋间神经前皮支的内侧支。

内关

内关即"内在关要"之意，为八脉交会穴之一，通于阴维脉。本穴在临床中应用广泛，主治胃部疾病、心脏疾病和神志病。

穴位百科

●定位：在前臂前区，腕掌侧远端横纹上2寸，掌长肌腱与桡侧腕屈肌腱之间。

●主治：心痛、心悸、失眠、癫痫、胃痛、呕吐、打嗝、哮喘、汗多、小儿惊风等。

●解剖：在桡侧腕屈肌腱与掌长肌腱之间，有指浅屈肌，深部为指深屈肌；有前臂正中动、静脉，深部为前臂掌侧骨间动、静脉；布有前臂内侧皮神经，其下为正中神经，深层有前臂掌侧骨间神经。

直刺
0.6~1.3寸；
可灸。

足三里

足三里是胃经的合穴，是调理脾胃、改善消化功能的要穴，也是使身体强壮的重要穴位。

穴位百科

●定位：在小腿外侧，犊鼻下3寸，犊鼻与解溪连线上。

●主治：胃痛、呕吐、泄泻、便秘、脾胃虚弱、贫血、手足怕冷等。

●解剖：在胫骨前肌、趾长伸肌之间；有胫前动、静脉；为腓肠外侧皮神经及隐神经的皮支分布处，深层当腓深神经。

肾俞、太溪——滋阴益肾，培元固本

肾俞属足太阳膀胱经，是肾脏的背俞穴，针灸本穴可益肾助阳、纳气利水；太溪属足少阴肾经，是肾经的输穴、原穴，针灸本穴可补益肝肾、温阳散寒。针灸上述穴位组合可以达到滋阴益肾、培元固本的目的。

！组穴主治

足跟痛、腰痛、阳痿、闭经等症。

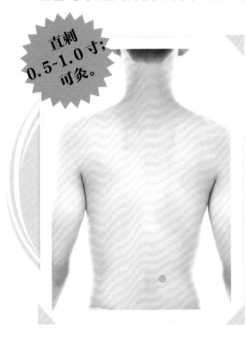

直刺0.5~1.0寸；可灸。

肾俞

肾俞内应肾脏，是肾脏之气输注背部之处，也是诊治肾脏疾病的常用穴位。

穴位百科

- **定位：** 在脊柱区，第2腰椎棘突下，后正中线旁开1.5寸。
- **主治：** 遗精、阳痿、月经不调、小便不利、水肿等。
- **解剖：** 在腰背筋膜、最长肌和髂肋肌之间；有第2、3腰动、静脉分支；布有第2、3腰神经后支的皮支，深层为腰丛。

太溪

太溪内的气血物质主要为地部经水及其气化之气，经水循肾经而传，气化之气吸热后上行天部，具有滋阴生气的功用。

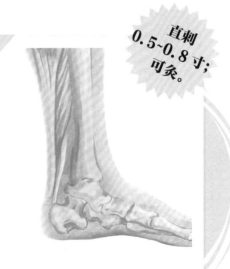

直刺0.5~0.8寸；可灸。

穴位百科

- **定位：** 在踝区，内踝尖与跟腱之间的凹陷中。
- **主治：** 扁桃体炎、慢性咽炎、闭经、失眠、冠心病、早泄等。
- **解剖：** 有胫后动、静脉；布有小腿内侧皮神经、胫神经。

天柱、昆仑——舒筋活络，清利头目

天柱与昆仑均属足太阳膀胱经，针灸天柱可祛风散寒、息风宁神，昆仑为足太阳膀胱经的经穴，具有清热安神、舒筋活络的功效。针灸上述穴位组合可达到舒筋活络、清利头目的目的。

组穴主治

头痛、项强、腰骶疼痛、鼻塞等症。

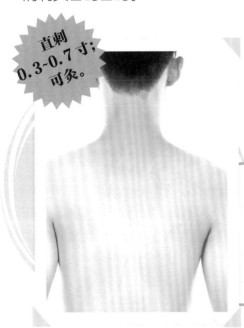

直刺0.3~0.7寸；可灸。

天柱

在临床上，天柱常被用于治疗头颈部相关疾病，如头痛、项强、颈椎病等，针灸本穴可以舒缓局部紧张，促进气血流通。

穴位百科

●**定位：** 在颈后区，横平第2颈椎棘突上际，斜方肌外缘凹陷中。

●**主治：** 头痛、颈项僵硬、肩背疼痛、落枕、哮喘等。

●**解剖：** 在斜方肌起始部，深层为头半棘肌；有枕动、静脉干；布有枕大神经干。

昆仑

昆仑穴内物质为膀胱经经水的气化之气，性寒湿，其运行变化为吸热上行，具有散热气化的功用。临床常用于治疗坐骨神经痛、神经性头痛等病症。

直刺0.5~0.8寸；可灸。

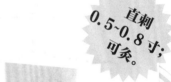

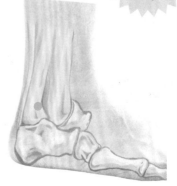

穴位百科

●**定位：** 在踝区，外踝尖与跟腱之间的凹陷中。

●**主治：** 头痛、腰骶疼痛、足部生疮等。

●**解剖：** 有腓骨短肌；有小隐静脉及外踝后动、静脉；布有腓肠神经。

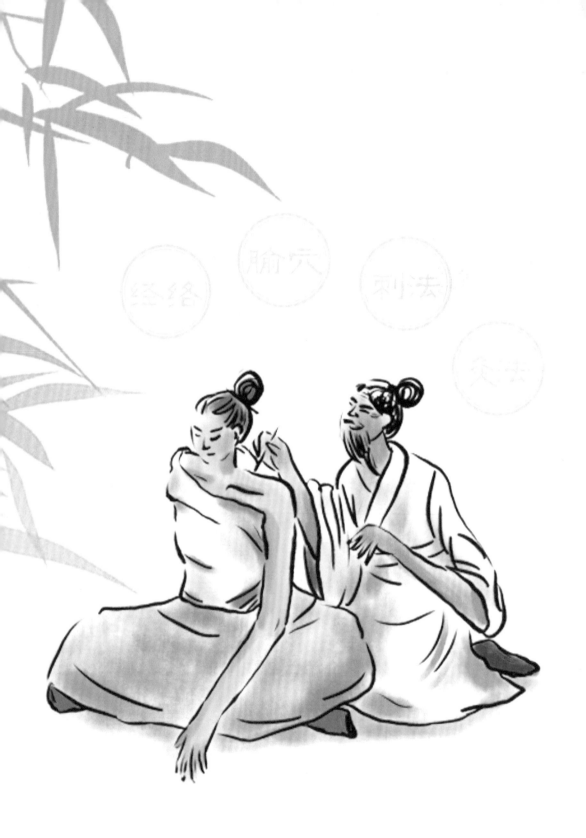

第四章
针灸治疗常见病

虽然针灸不能包治百病，但作为内病外治的系统性医疗手段，针灸对于日常疾病的防治有着得天独厚的优势。不同的疾病有不同的治法，同一种疾病存在不同的证型，不同的证型自然也要辨证施治。本章将重点放在常见病的辨证分型和对症配穴上，初学者可借此完善对针灸体系的整体认知。

内科疾病
感冒

感冒是常见的外感疾病，表现为鼻塞、流涕、打喷嚏、咳嗽、头痛、恶寒、发热、全身不适等。一年四季均可发病，尤以冬春两季多见。本病的基本病机为六淫入侵、卫表失和、肺气失宣。

感冒的证型

感冒可分为风寒型和风热型两种，风寒型感冒的主证为恶寒重、发热轻或不发热、无汗、肌肉酸痛、流清涕。风热型感冒的主证为微恶风寒、发热重、头痛、有汗、咽喉红肿、鼻塞涕浊。

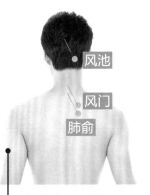

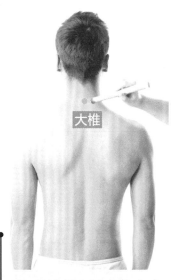

1 针刺列缺、合谷。列缺在前臂，腕掌侧远端横纹上 1.5 寸，拇短伸肌腱与拇长展肌腱之间，拇长展肌腱沟的凹陷中。合谷在手背，第 2 掌骨桡侧的中点处。泻法，留针 15~30 分钟。

2 针刺风池、风门、肺俞。风池在颈后区，枕骨之下，胸锁乳突肌上端与斜方肌上端之间的凹陷中。风门在脊柱区，第 2 胸椎棘突下，后正中线旁开 1.5 寸。肺俞在脊柱区，第 3 胸椎棘突下，后正中线旁开 1.5 寸。泻法，留针 15~30 分钟。

3 在针刺上述穴位之余，还可以在大椎行灸法，用艾条温和灸大椎 5~10 分钟，至全身微微出汗或者穴位局部皮肤发红即可。

感冒时不宜吃过多蛋白质含量高的食物，否则会增加肝肾的负担，不利于恢复。

小贴士

感冒期间，室内要适当开窗通风。

治疗风寒型感冒时，应祛风散寒、宣肺解表，取穴以大肠经、肺经和膀胱经的经穴为主，针刺泻法，可加灸。治疗风热型感冒时，应疏散风热、清肃肺气，取穴以肺经、三焦经和胃经的经穴为主，针刺泻法。

风热型

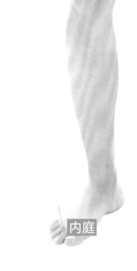

鱼际

尺泽

外关

曲池

内庭

1 针刺尺泽、鱼际。尺泽在肘区，肘横纹上，肱二头肌腱桡侧缘凹陷中。鱼际在手外侧，第1掌骨桡侧中点赤白肉际处。泻法，留针15~30分钟。

2 针刺曲池、外关。曲池在肘区，尺泽与肱骨外上髁连线的中点处。外关在前臂后区，腕背侧远端横纹上2寸，尺骨与桡骨间隙中点。泻法，留针15~30分钟。

3 针刺内庭。内庭在足背，第2、3趾间，趾蹼缘后方赤白肉际处。泻法，留针15~30分钟。

咳嗽

咳嗽是指外感或内伤等因素导致肺失宣降，肺气上逆，冲击气道，发出咳声或伴咳痰为临床特征的一种病症。其症状表现为咳嗽、呼吸困难、胸闷、咳痰等。

咳嗽的证型

根据发病原因的不同，咳嗽可分为外感咳嗽与内伤咳嗽，外邪侵袭会引起外感咳嗽，脏腑功能失调则会导致内伤咳嗽。

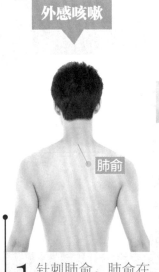

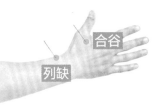

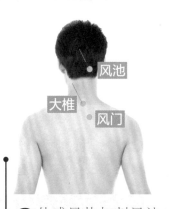

外感咳嗽

1 针刺肺俞。肺俞在脊柱区，第3胸椎棘突下，后正中线旁开1.5寸。泻法，留针15~30分钟。

2 针刺列缺、合谷。列缺在前臂，腕掌侧远端横纹上1.5寸，拇短伸肌腱与拇长展肌腱之间，拇长展肌腱沟的凹陷中。合谷在手背，第2掌骨桡侧的中点处。泻法，留针15~30分钟。

3 外感风热加刺风池、大椎。风池在颈后区，枕骨之下，胸锁乳突肌上端与斜方肌上端之间的凹陷中。大椎在脊柱区，第7颈椎棘突下凹陷中，后正中线上。泻法，留针15~30分钟。外感风寒加灸风门，风门在脊柱区，第2胸椎棘突下，后正中线旁开1.5寸。用艾条温和灸风门5~10分钟。

咳嗽期间，饮食宜温热、清淡，少食多餐。少吃难以消化的食物，避免因腹胀压迫胸腔而加重呼吸困难的症状。

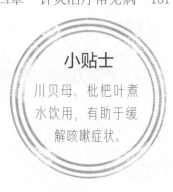

小贴士

川贝母、枇杷叶煮水饮用，有助于缓解咳嗽症状。

内伤咳嗽

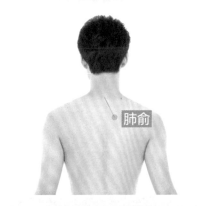

肺俞

中府

1 针刺肺俞。肺俞在脊柱区，第3胸椎棘突下，后正中线旁开1.5寸。平补平泻法，留针15~30分钟。

2 针刺中府。中府在胸部，横平第1肋间隙，锁骨下窝外侧，前正中线旁开6寸。平补平泻法，留针15~30分钟。

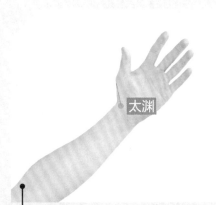

太渊

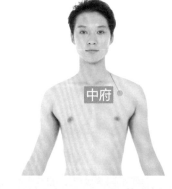

三阴交

3 针刺太渊。太渊在腕前区，桡骨茎突与舟状骨之间，拇长展肌腱尺侧凹陷中。平补平泻法，留针15~30分钟。

4 针刺三阴交。三阴交在小腿内侧，内踝尖上3寸，胫骨内侧缘后际。平补平泻法，留针15~30分钟。

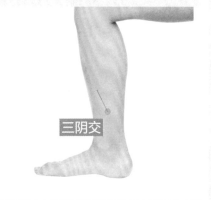

哮喘

哮喘是以呼吸急促、喉中喘鸣有声，严重时头额冒冷汗、口唇发青紫等为临床特征的一种疾患。其症状表现为咳嗽、呼吸困难、胸闷、气短、面白唇紫、心慌等。

哮喘的证型

哮喘分为实证哮喘和虚证哮喘两种。实证哮喘的病程短，表现为哮喘声高气粗，呼吸快而深长，体质较强；虚证哮喘的病程长，表现为哮喘声低气怯，气息短促，体质虚弱。

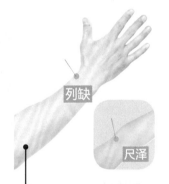

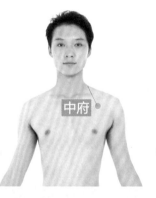

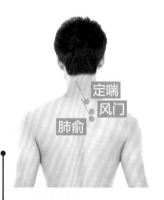

1 针刺列缺、尺泽。列缺在前臂，腕掌侧远端横纹上1.5寸，拇短伸肌腱与拇长展肌腱之间，拇长展肌腱沟的凹陷中。尺泽在肘区，肘横纹上，肱二头肌腱桡侧缘凹陷中。泻法，留针15~30分钟。

2 针刺中府。中府在胸部，横平第1肋间隙，锁骨下窝外侧，前正中线旁开6寸。泻法，留针15~30分钟。

3 针刺定喘、肺俞。定喘在脊柱区，横平第7颈椎棘突下，后正中线旁开0.5寸。肺俞在脊柱区，第3胸椎棘突下，后正中线旁开1.5寸。泻法，留针15~30分钟。风寒者加灸风门，风门在脊柱区，第2胸椎棘突下，后正中线旁开1.5寸。用艾条温和灸风门5~10分钟。

哮喘患者饮食宜清淡，不宜过咸、过甜。少食生冷食物，忌烟酒。日常饮食中营养要均衡、充足。

小贴士

适当进行体育锻炼，应避免激烈运动。

虚证哮喘

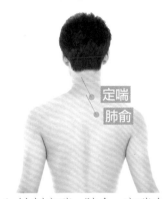

定喘
肺俞

1 针刺定喘、肺俞。定喘在脊柱区，横平第7颈椎棘突下，后正中线旁开0.5寸。肺俞在脊柱区，第3胸椎棘突下，后正中线旁开1.5寸。补法，留针15~30分钟。

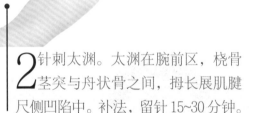

太渊

2 针刺太渊。太渊在腕前区，桡骨茎突与舟状骨之间，拇长展肌腱尺侧凹陷中。补法，留针15~30分钟。

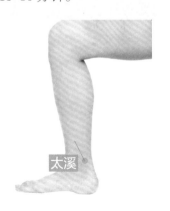

太溪

3 针刺太溪。太溪在踝区，内踝尖与跟腱之间的凹陷中。补法，留针15~30分钟。

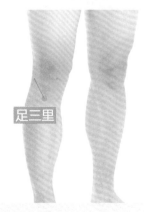

足三里

4 针刺足三里。足三里在小腿外侧，犊鼻下3寸，犊鼻与解溪连线上。补法，留针15~30分钟。

脑卒中

脑卒中俗称"中风"，是一种非外伤性而又发病较急的脑局部血液供应障碍引起的神经性损害。

脑卒中的证型

脑卒中在中医临床上分为中经络和中脏腑两大类，中经络一般无神志变化，病症轻；中脏腑常出现神志不清的情况，且病症较重。

中经络

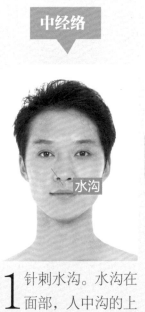

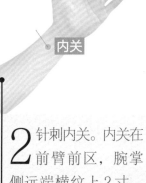

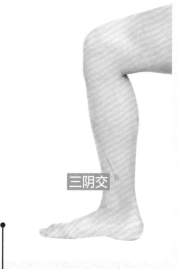

水沟

内关

三阴交

1 针刺水沟。水沟在面部，人中沟的上1/3 与中 1/3 交点处。针体在穴位内作浅而频数的提插，以眼球湿润为佳。

2 针刺内关。内关在前臂前区，腕掌侧远端横纹上 2 寸，掌长肌腱与桡侧腕屈肌腱之间。泻法，留针 15~30 分钟。

3 针刺三阴交。三阴交在小腿内侧，内踝尖上 3 寸，胫骨内侧缘后际。沿胫骨内侧缘与皮肤成45° 角，使针尖刺到三阴交，用提插补法。

在治疗中经络型脑卒中时，应疏通经络、调和气血，取穴以大肠经、胃经经穴为主，辅以小肠经、三焦经经穴。初期宜用泻法，病久宜用补法。中脏腑型脑卒中有闭证和脱证之分，治疗闭证时，应平肝息风、清心豁痰、启闭开窍，取穴以督脉和十二经井穴为主，辅以心包经、肝经、大肠经经穴，针刺泻法。治疗脱证时，应回阳固脱，取穴以任脉经穴为主。

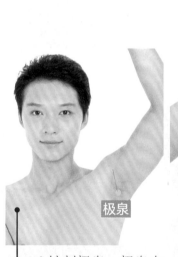

极泉

4 针刺极泉。极泉在腋区，腋窝中央，腋动脉搏动处。直刺进针，提插泻法，以患者上肢有轻微麻胀和抽动感为度。

尺泽

5 针刺尺泽。尺泽在肘区，肘横纹上，肱二头肌腱桡侧缘凹陷中。直刺进针，提插泻法，以肢体有轻微抽动感为宜。

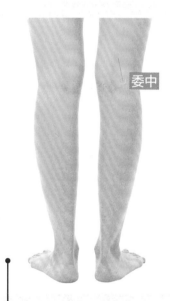

委中

6 针刺委中，委中在膝后区，腘横纹中点。直刺进针，提插泻法，以肢体有轻微抽动感为宜。

脑卒中患者在生活中要调整好个人的精神状态，避免出现焦虑、恐慌、烦躁等不良的情绪，以免加重病情。

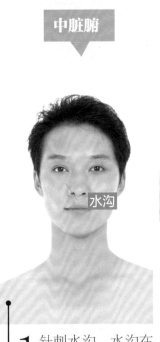

中脏腑

水沟

1 针刺水沟。水沟在面部，人中沟的上1/3 与中 1/3 交点处。用强刺激手法，以眼球湿润为度。

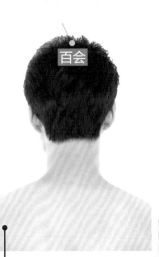

百会

2 针刺百会。百会在头部，前发际正中直上5寸。泻法，留针 15~30 分钟。

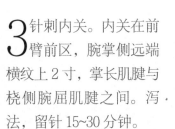

内关

3 针刺内关。内关在前臂前区，腕掌侧远端横纹上 2 寸，掌长肌腱与桡侧腕屈肌腱之间。泻法，留针 15~30 分钟。

高血压是导致脑卒中发作的危险因素之一，日常保持体内血压水平平稳是预防脑卒中的重点。

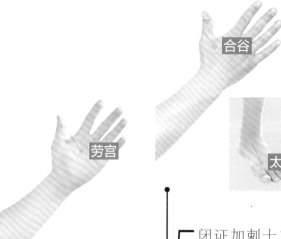

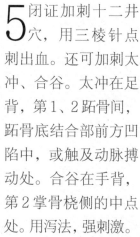

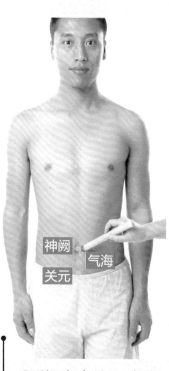

4 针刺劳宫。劳宫在掌区，横平第3掌指关节近端，第2、3掌骨之间偏于第3掌骨。泻法，留针15~30分钟。

5 闭证加刺十二井穴，用三棱针点刺出血。还可加刺太冲、合谷。太冲在足背，第1、2跖骨间，跖骨底结合部前方凹陷中，或触及动脉搏动处。合谷在手背，第2掌骨桡侧的中点处。用泻法，强刺激。

6 脱证加灸关元、气海、神阙。关元在下腹部，脐中下3寸，前正中线上。气海在下腹部，脐中下1.5寸，前正中线上。神阙在脐区，脐中央。温和灸上述穴位，以汗止、脉起、肢温为度。

便秘

正常人每日排便 1~2 次或 1~2 日排便 1 次；便秘患者每周排便少于 3 次，并且排便费力、粪质硬结、量少。中医认为气机郁滞、劳倦内伤、忧愁思虑、久坐久病、气血不足、阴寒凝结等，皆能导致各种不同性质的便秘。

便秘的证型

便秘分为热性便秘和寒性便秘两种。热性便秘表现为大便干结、腹胀、口干口臭，或伴有头痛、小便短黄。寒性便秘表现为大便艰涩、排出困难、腹中冷痛、四肢欠温、小便清长。

热性便秘

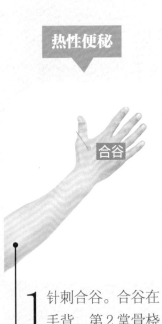

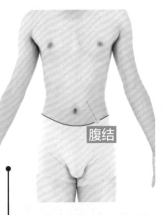

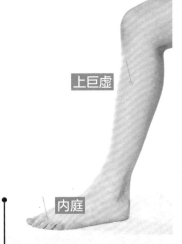

1 针刺合谷。合谷在手背，第 2 掌骨桡侧的中点处。泻法，留针 15~30 分钟。

2 针刺腹结。腹结在下腹部，脐中下 1.3 寸，前正中线旁开 4 寸。泻法，留针 15~30 分钟。

3 针刺内庭、上巨虚。内庭在足背，第 2、3 趾间，趾蹼缘后方赤白肉际处。上巨虚在小腿外侧，犊鼻下 6 寸，犊鼻与解溪连线上。泻法，留针 15~30 分钟。

便秘患者饮食上应以摄取高蛋白质、高维生素为主。主食不宜过于精细，需适当多吃一些粗粮。晚饭后宜适量喝一些促进胃肠蠕动的饮品。

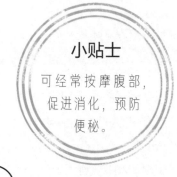

小贴士

可经常按摩腹部，促进消化，预防便秘。

治疗热性便秘时，应清热保津，取穴以大肠经、胃经经穴为主，针刺泻法；治疗寒性便秘时，应补肾助阳，取穴以任脉、肾经经穴为主，背部俞穴为辅，针刺补法，可加灸。

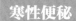

寒性便秘

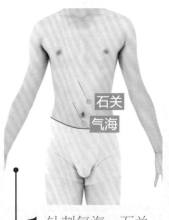

石关
气海

1 针刺气海、石关。气海在下腹部，脐中下 1.5 寸，前正中线上。石关在上腹部，脐中上 3 寸，前正中线旁开 0.5 寸。补法，留针 15~30 分钟。

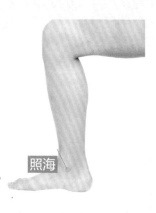

照海

2 针刺照海。照海在踝区，内踝尖下 1 寸，内踝下缘边际凹陷中。补法，留针 15~30 分钟。

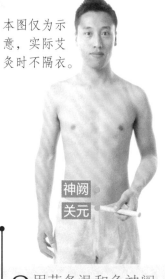

本图仅为示意，实际艾灸时不隔衣。

神阙
关元

3 用艾条温和灸神阙、关元 5~10 分钟。神阙在脐区，脐中央。关元在下腹部，脐中下 3 寸，前正中线上。

泄泻

泄泻又称"腹泻"，一般表现为大便次数增多，粪质稀薄。若泄泻次数过多，体内大量电解质及水分随粪便流失，就会出现全身乏力等症状，严重时会影响正常的工作及生活。

泄泻的证型

泄泻可分为急性泄泻和慢性泄泻，急性泄泻的表现为发病势急、病程短、大便次数多、小便减少；慢性泄泻表现为起病势缓、病程长、大便次数少。

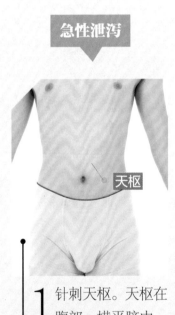

急性泄泻

天枢

1 针刺天枢。天枢在腹部，横平脐中，前正中线旁开 2 寸。泻法，留针 15~30 分钟。

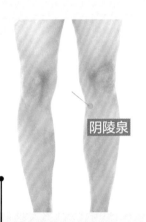

阴陵泉

2 针刺阴陵泉。阴陵泉在小腿内侧，胫骨内侧髁下缘与胫骨内侧缘之间的凹陷中。泻法，留针 15~30 分钟。

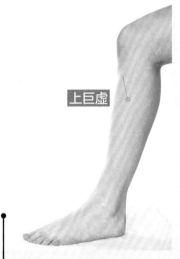

上巨虚

3 针刺上巨虚。上巨虚在小腿外侧，犊鼻下 6 寸，犊鼻与解溪连线上。泻法，留针 15~30 分钟。

治疗急性泄泻时，应疏调胃肠气机，取穴以大肠经和胃经经穴为主，针用泻法，寒证可加灸，热证可放血。治疗慢性泄泻时，应健脾、疏肝、温肾，取穴以胃经经穴及背部俞穴为主，针用补法，可加灸。

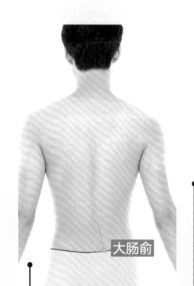

4 针刺大肠俞。大肠俞在脊柱区，第4腰椎棘突下，后正中线旁开1.5寸。泻法，留针15~30分钟。

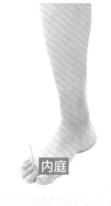

5 热证加刺内庭。内庭在足背，第2、3趾间，趾蹼缘后方赤白肉际处。用三棱针点刺放血。

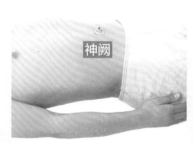

6 寒证加灸神阙。神阙在脐区，脐中央。隔姜灸神阙5~10分钟。

泄泻患者在日常生活中应注意多补充水分。饮食以少油腻、少渣滓、高蛋白、高热量、高维生素为主。忌食生冷、油腻食物。在急性泄泻发作期，有时需要暂时禁食，泄泻停止后，宜食用蛋羹、菜泥、软饭等食物，忌油腻肥厚及粗硬生冷等难以消化的食物。

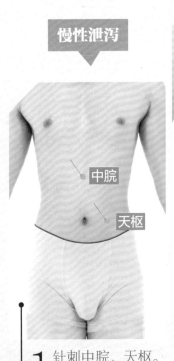

慢性泄泻

中脘
天枢

1 针刺中脘、天枢。中脘在上腹部，脐中上4寸，前正中线上。天枢在腹部，横平脐中，前正中线旁开2寸。补法，留针15~30分钟。

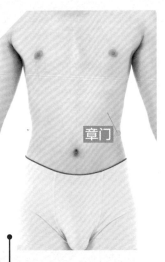

章门

2 针刺章门。章门在侧腹部，第11肋游离端的下际。补法，留针15~30分钟。

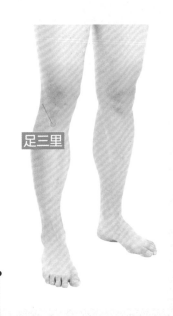

足三里

3 针刺足三里。足三里在小腿外侧，犊鼻下3寸，犊鼻与解溪连线上。补法，留针15~30分钟。

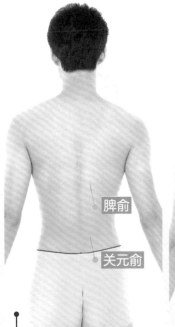

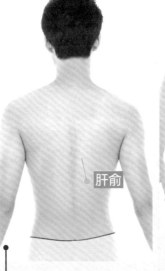

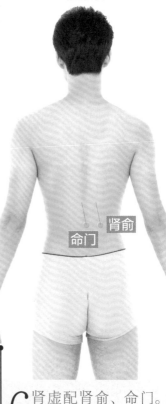

小贴士

泄泻期间要做好腹部的保暖，以免受凉加重病情。

4 脾虚加针刺脾俞、关元俞。脾俞在脊柱区，第11胸椎棘突下，后正中线旁开1.5寸。关元俞在脊柱区，第5腰椎棘突下，后正中线旁开1.5寸。补法，留针15~30分钟。

5 肝郁配肝俞。肝俞在脊柱区，第9胸椎棘突下，后正中线旁开1.5寸。补法，留针15~30分钟。

6 肾虚配肾俞、命门。肾俞在脊柱区，第2腰椎棘突下，后正中线旁开1.5寸。命门在脊柱区，第2腰椎棘突下凹陷中，后正中线上。补法，留针15~30分钟。

心悸

心悸是指患者自觉心中悸动、惊悸不安，甚至不能自主的一类症状。引起心悸的原因有很多，如剧烈运动、精神紧张、饮酒或服用某些药物等均可引起心悸。也有一些心悸是由心脏疾病引起的，如先天性心脏病、冠心病等。

心悸的症状

自觉心中悸动，时作时息，善惊易恐，坐卧不安，不能自主。

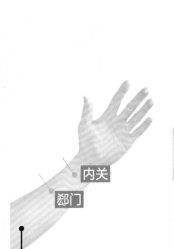

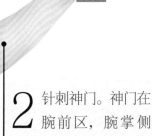

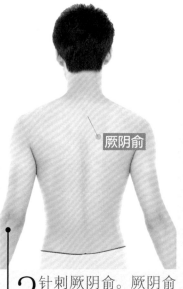

1 针刺内关、郄门。内关在前臂前区，腕掌侧远端横纹上2寸，掌长肌腱与桡侧腕屈肌腱之间。郄门在前臂前区，腕掌侧远端横纹上5寸，掌长肌腱与桡侧腕屈肌腱之间。虚补实泻，辨证选取，留针15~30分钟。

2 针刺神门。神门在腕前区，腕掌侧远端横纹尺侧端，尺侧腕屈肌腱桡侧缘。虚补实泻，辨证选取，留针15~30分钟。

3 针刺厥阴俞。厥阴俞在脊柱区，第4胸椎棘突下，后正中线旁开1.5寸。虚补实泻，辨证选取，留针15~30分钟。

心悸患者要注意规律作息，饮食上要以清淡、易消化为主。

治疗心悸时，应调理心气、安神定悸，取穴以心包经、心经上的经穴及相应的俞穴、募穴为主。

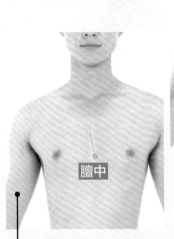

4 针刺膻中。膻中在胸部，横平第4肋间隙，前正中线上。虚补实泻，辨证选取，留针15~30分钟。

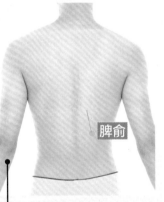

5 针刺脾俞。脾俞在脊柱区，第11胸椎棘突下，后正中线旁开1.5寸。虚补实泻，辨证选取，留针15~30分钟。

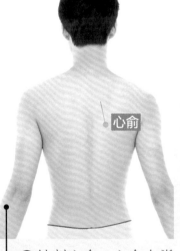

6 针刺心俞。心俞在脊柱区，第5胸椎棘突下，后正中线旁开1.5寸。虚补实泻，辨证选取，留针15~30分钟。

骨科疾病
落枕

落枕是颈项部常见疾病，又称"失枕""颈部失筋"，多为睡觉姿势不正确或枕头高低不合适，导致颈项部肌肉紧张、痉挛，进而活动受限。

落枕的症状

早晨起床后突感一侧颈项强痛，不能俯仰转侧，疼痛可向肩部及上臂扩散。

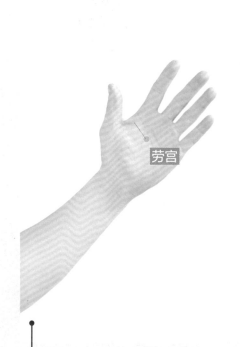
劳宫

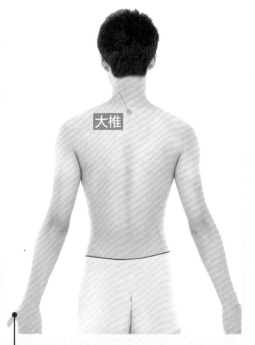
大椎

1 针刺劳宫。劳宫在掌区，横平第 3 掌指关节近端，第 2、3 掌骨之间偏于第 3 掌骨。持续捻转行针，留针 15~30 分钟。

2 针刺大椎。大椎在脊柱区，第 7 颈椎棘突下凹陷中，后正中线上。泻法，留针 15~30 分钟。

落枕是一种自愈疾病，只要经过适当的休息，一般几天便可恢复正常，病情严重者可能稍久。如无严重不适，无须过度治疗。

小贴士

可配合按摩、热敷等方法缓解疼痛。

治疗落枕时，应舒筋通络、祛风散寒，取穴以督脉、小肠经、膀胱经、心经经穴为主。针刺泻法，针后加灸或拔火罐。

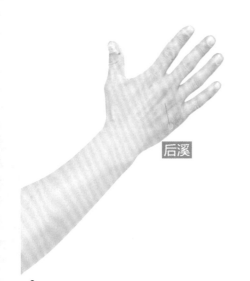

后溪

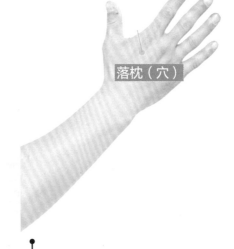

落枕（穴）

3 针刺后溪。后溪在手内侧，第5掌指关节尺侧近端赤白肉际凹陷中。泻法，留针15~30分钟。

4 针刺落枕（穴）。落枕（穴）在手背第2、3掌骨之间指掌关节后0.5寸处。泻法，留针15~30分钟。

腰痛

腰痛是临床常见症状，又称"腰脊痛"，其发生常与感受外邪、年老体衰等因素有关。

腰痛的症状

腰部出现抽痛、间歇性疼痛或偶发性的剧烈疼痛，病情严重者会伴随四肢冰冷、头痛、四肢无力等症状。

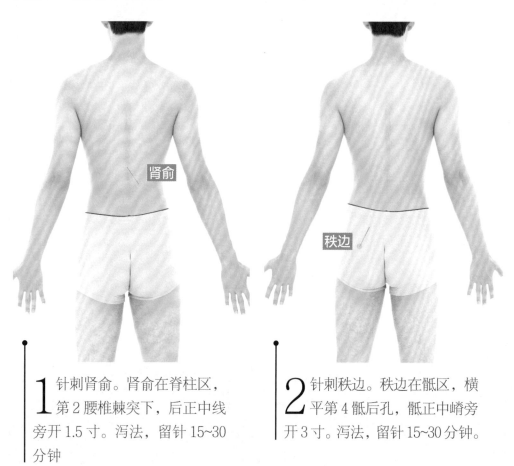

1 针刺肾俞。肾俞在脊柱区，第2腰椎棘突下，后正中线旁开1.5寸。泻法，留针15~30分钟

2 针刺秩边。秩边在骶区，横平第4骶后孔，骶正中嵴旁开3寸。泻法，留针15~30分钟。

腰痛时，要多卧床休息，避免弯腰拿重物，也不要长时间坐着或站立。

小贴士

饮食上可多摄入一些含钙食物，以强化骨骼机能。

治疗时应疏通经络、补益肾气，取穴以脾经、督脉经穴为主。根据症候，酌用补泻，针灸并用。

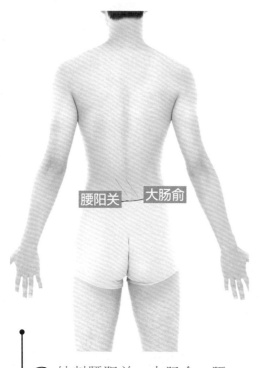

腰阳关　大肠俞

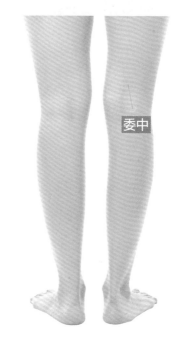

委中

3 针刺腰阳关、大肠俞。腰阳关在脊柱区，第4腰椎棘突下凹陷中，后正中线上。大肠俞在脊柱区，第4腰椎棘突下，后正中线旁开1.5寸。泻法，留针15~30分钟。

4 针刺委中。在膝后区，腘横纹中点。泻法，留针15~30分钟。

肩周炎

肩周炎是肩关节周围炎的简称，指肩关节及其周围软组织退行性改变所引起的肌肉、肌腱、滑囊、关节囊等肩关节周围软组织的炎症反应。肩周炎是常见病、多发病，主要症状表现为肩部放射性疼痛，活动受限。

肩周炎的症状

肩关节疼痛或酸痛，轻微肿胀，提物无力，关节外展、上举、后伸、前旋时疼痛加重，局部有广泛性压痛。早期以疼痛为主，后期以功能障碍为主，活动受限。

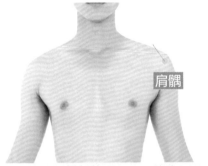

1 针刺肩髃。肩髃在三角肌区，肩峰外侧缘前端与肱骨大结节两骨间凹陷处。以有强烈的针感为宜，留针 15~30 分钟。

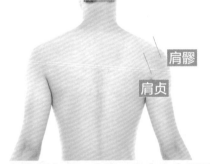

2 针刺肩贞、肩髎。肩贞在肩胛区，肩关节后下方，腋后纹头直上 1 寸。肩髎在三角肌区，肩峰角与肱骨大结节两骨间凹陷中。留针 15~30 分钟。

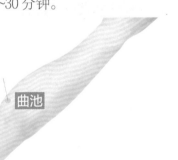

3 针刺曲池。曲池在肘区，尺泽与肱骨外上髁连线的中点处。留针 15~30 分钟。

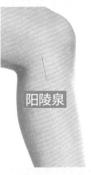

4 深刺阳陵泉，透向阴陵泉。阳陵泉在小腿外侧，腓骨头前下方凹陷中。留针 15~30 分钟。

颈椎病

颈椎病属于中医的痹证，常是由于外伤、气虚、血虚，以及感受湿邪所致，一般会出现头昏、目眩、耳鸣、肩臂麻木等症状。

颈椎病的症状

头、颈、肩、背、手臂酸痛，颈部僵硬，活动受限并伴有头晕，病情严重者可能会恶心呕吐，卧床不起，出现上肢无力、手指发麻等症状。

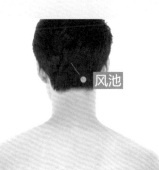

1 针刺风池。风池在颈后区，枕骨之下，胸锁乳突肌上端与斜方肌上端之间的凹陷中。平补平泻法，留针15~30分钟。

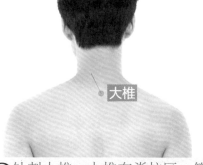

2 针刺大椎。大椎在脊柱区，第7颈椎棘突下凹陷中，后正中线上。直刺大椎，使针感向肩臂部传导。

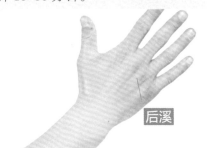

3 针刺后溪。后溪在手内侧，第5掌指关节尺侧近端赤白肉际凹陷中。平补平泻法，留针15~30分钟。

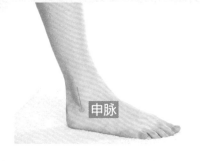

4 针刺申脉。申脉在踝区，外踝尖直下，外踝下缘与跟骨之间凹陷中。平补平泻法，留针15~30分钟。

鼠标手

"鼠标手"的正式名为腕管综合征，在上班族中较为常见，其主要症状是手部酸痛、麻木和僵硬，以及手指关节疼痛和手指运动不灵活。上班族形成"鼠标手"的主要原因是长时间使用鼠标，导致手部肌肉过度紧张和疲劳，进而引发不适，甚至疼痛。

"鼠标手"的症状

手、腕部感觉异常，常感觉拇指、食指、中指指端麻木或疼痛。

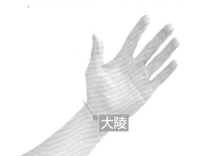

1 针刺大陵。大陵在腕前区，腕掌侧远端横纹中，掌长肌腱与桡侧腕屈肌腱之间。用轻刺激手法，针尖向腕管内刺入，提插捻转，以得气为度。

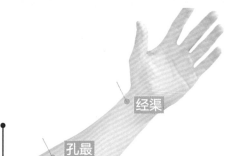

2 针刺经渠、孔最。经渠在前臂前区，腕掌侧远端横纹上1寸，桡骨茎突与桡动脉之间。孔最在前臂前区，腕掌侧远端横纹上7寸，尺泽与太渊连线上。用中强刺激，泻法，留针15~30分钟。

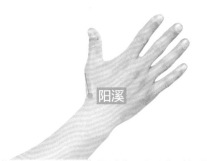

3 针刺阳溪。阳溪在腕区，腕背侧远端横纹桡侧，桡骨茎突远端，即"鼻烟窝"凹陷中。用中强刺激，泻法，留针15~30分钟。

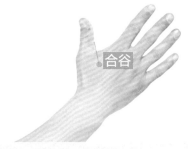

4 针刺合谷。合谷在手背，第2掌骨桡侧的中点处。平补平泻法，留针15~30分钟。

网球肘

"网球肘"是以肘部疼痛、关节活动障碍为主症的疾病，属于中医学"伤筋"范畴。一般起病缓慢，常反复发作，无明显外伤史，多见于频繁旋转前臂和屈伸肘关节的人群。

"网球肘"的症状

肘关节活动疼痛，可向前臂、腕部和上臂放射，局部肿胀不明显，有明显压痛点。

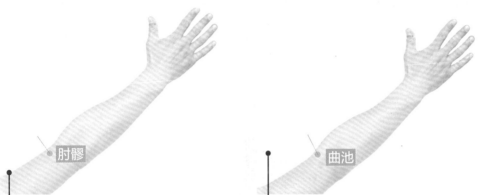

1 针刺肘髎。肘髎在肘区，肱骨外上髁上缘，髁上嵴的前缘。泻法，留针 15~30 分钟。

2 针刺曲池。曲池在肘区，尺泽与肱骨外上髁连线的中点处。泻法，留针 15~30 分钟。

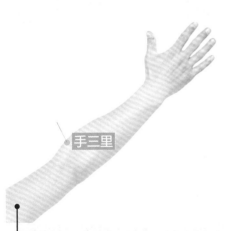

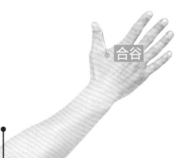

3 针刺手三里。手三里在前臂，肘横纹下 2 寸，阳溪与曲池连线上。泻法，留针 15~30 分钟。

4 针刺合谷。合谷在手背，第 2 掌骨桡侧的中点处。泻法，留针 15~30 分钟。

五官科疾病

牙痛

牙痛是以牙齿疼痛为主症的病症，又称"牙宣""牙槽风"，病位在齿，与胃、肾关系密切，基本病机是风火、胃火、虚火上炎。因此，牙痛可分为风火牙痛、胃火牙痛、肾虚牙痛三种。

风火牙痛

风火牙痛的症状表现为牙痛，甚而牙龈红肿，兼形寒身热。

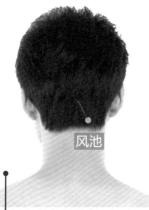

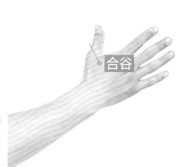

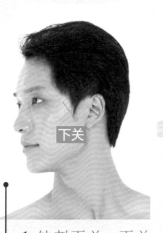

1 针刺下关。下关在面部，颧弓下缘中央与下颌切迹之间凹陷中。泻法，留针15~30分钟。

2 针刺风池。风池在颈后区，枕骨之下，胸锁乳突肌上端与斜方肌上端之间的凹陷中。泻法，留针15~30分钟。

3 针刺合谷。合谷在手背，第2掌骨桡侧的中点处。泻法，留针15~30分钟，可左右交替刺。

治疗风火牙痛时，应疏风泻火，取穴以大肠经、胃经、督脉经穴为主，针用泻法；治疗胃火牙痛时，应清泻胃火，取穴以大肠经、胃经经穴为主，针用泻法；治疗肾虚牙痛时，应补肾阳、泻肝火，取穴以肾经、肝经经穴为主，针用补泻兼施法。

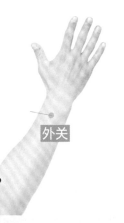

外关

4 针刺外关。外关在前臂后区，腕背侧远端横纹上 2 寸，尺骨与桡骨间隙中点。泻法，留针 15~30 分钟。

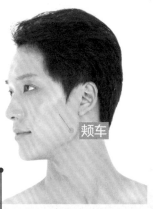

颊车

5 针刺颊车。颊车在面部，下颌角前上方 1 横指。泻法，留针 15~30 分钟。

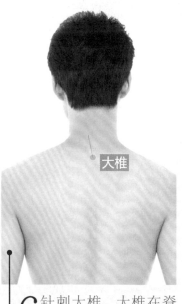

大椎

6 针刺大椎。大椎在脊柱区，第 7 颈椎棘突下凹陷中，后正中线上。泻法，留针 15~30 分钟。

胃火牙痛

症状表现为牙痛甚剧，兼有口臭、口渴、便秘等。

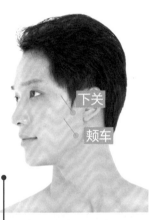

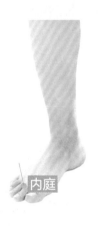

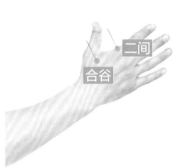

1 针刺下关、颊车。下关在面部，颧弓下缘中央与下颌切迹之间凹陷中。颊车在面部，下颌角前上方1横指。泻法，留针15~30分钟。

2 针刺内庭。内庭在足背，第2、3趾间，趾蹼缘后方赤白肉际处。泻法，留针15~30分钟。

3 针刺二间、合谷。二间在手指，第2掌指关节桡侧远端赤白肉际处。合谷在手背，第2掌骨桡侧的中点处。泻法，留针15~30分钟。

肾虚牙痛

症状表现为牙痛隐隐，时作时止，口不臭，可能伴有牙齿松动的情况。

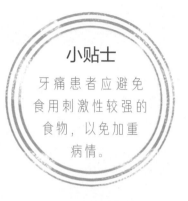

小贴士

牙痛患者应避免食用刺激性较强的食物，以免加重病情。

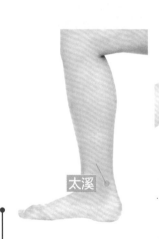

太溪

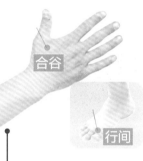

合谷

行间

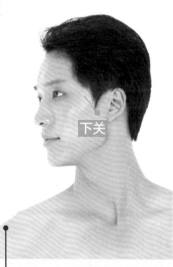

下关

1 针刺太溪。太溪在踝区，内踝尖与跟腱之间的凹陷中。补法，留针 15~30 分钟。

2 针刺合谷、行间。合谷在手背，第 2 掌骨桡侧的中点处。行间在足背，第 1、2 趾间，趾蹼缘后方赤白肉际处。泻法，留针 15~30 分钟，可左右交替刺。

3 针刺下关。下关在面部，颧弓下缘中央与下颌切迹之间凹陷中。泻法，留针 15~30 分钟。

面瘫

面瘫，即面神经麻痹，是以面部表情肌群运动功能障碍为主要特征的一种疾病，症状是口眼歪斜，是一种常见病、多发病，不受年龄限制。一般认为其致病原因为脉络空虚，风寒之邪乘虚侵袭阳明、少阳经。

面瘫的症状

多在睡醒时出现一侧面部表情肌瘫痪、流泪、口角下垂等症状。

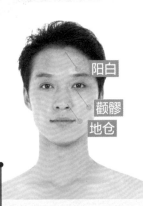

阳白
颧髎
地仓

1 针刺阳白、颧髎、地仓。阳白在头部，眉上 1 寸，瞳孔直上。颧髎在面部，颧骨下缘，目外眦直下凹陷中。地仓在面部，口角旁开 0.4 寸（指寸）。捻转泻法，留针 15~30 分钟。

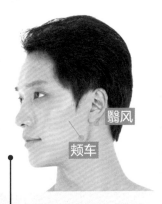

翳风
颊车

2 针刺颊车、翳风。颊车在面部，下颌角前上方 1 横指。翳风在颈部，耳垂后方，乳突下端前方凹陷中。捻转泻法，留针 15~30 分钟。

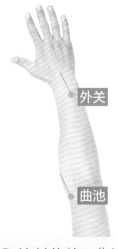

外关
曲池

3 针刺外关、曲池。外关在前臂后区，腕背侧远端横纹上 2 寸，尺骨与桡骨间隙中点。曲池在肘区，尺泽与肱骨外上髁连线的中点处。捻转泻法，留针 15~30 分钟。

患者要做好保暖措施，避免受到冷空气刺激，以免加重病情。

小贴士

过度劳累、熬夜等也会加重面瘫症状。

治疗面瘫时应散风通络，取穴以胃经、三焦经经穴为主，采用局部取穴与远端取穴相结合的方法。

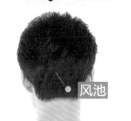

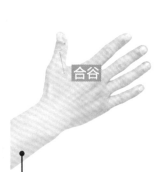

合谷

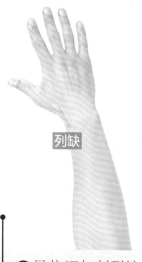

风池

列缺

5 风寒证加刺风池。风池在颈后区，枕骨之下，胸锁乳突肌上端与斜方肌上端之间的凹陷中。泻法，留针 15~30 分钟。

4 针刺合谷。合谷在手背，第 2 掌骨桡侧的中点处。捻转泻法，留针 15~30 分钟。

6 风热证加刺列缺。列缺在前臂，腕掌侧远端横纹上 1.5 寸，拇短伸肌腱与拇长展肌腱之间，拇长展肌腱沟的凹陷中。泻法，留针 15~30 分钟。

耳鸣、耳聋

耳朵里经常出现一些特殊的声音，如"嗡嗡"声等，但周围却找不到相应的声源，这种情况通常就是耳鸣。耳聋是以听力减退或听力丧失为主要症状的一种病症，往往是由耳鸣发展而来，两者在病因病机及针灸治疗方面大致相同，故合并叙述。

耳鸣、耳聋的证型

耳鸣、耳聋分为实证和虚证两种证型，实证表现为暴病耳聋，或耳中觉胀，鸣声隆隆不断，按之不减；虚证表现为久病耳聋，或耳鸣时作时止，声细调低，按之鸣声减弱。

实证耳鸣、耳聋

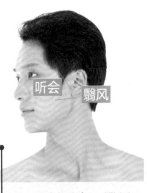

听会　翳风

1 针刺听会、翳风。听会在面部，耳屏间切迹与下颌骨髁突之间的凹陷中。翳风在颈部，耳垂后方，乳突下端前方凹陷中。泻法，针感以向耳内或耳周传导为宜。

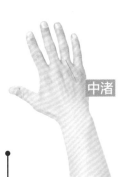

中渚

2 针刺中渚。中渚在手背，第4、5掌骨间，第4掌指关节近端凹陷中。泻法，留针15~30分钟。

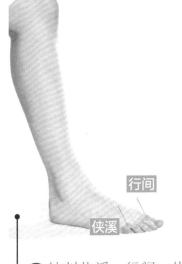

行间　侠溪

3 针刺侠溪、行间。侠溪在足背，第4、5趾间，趾蹼缘后方赤白肉际处。行间在足背，第1、2趾间，趾蹼缘后方赤白肉际处。泻法，留针15~30分钟。

用力擤鼻涕会增加突发性耳聋、耳鸣的风险。

小贴士
不宜长时间待在噪声较大的环境中。

在治疗实证耳鸣、耳聋时，应清肝胆火、化痰通窍，取穴以心经、肾经、胃经经穴为主，针用泻法。在治疗虚证耳鸣、耳聋时，应补益肾气、通窍聪耳，取穴以肾经、三焦经、胆经经穴为主，针用补法。

虚证耳鸣、耳聋

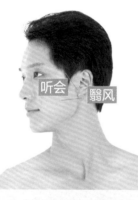

听会　翳风

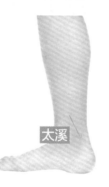

太溪

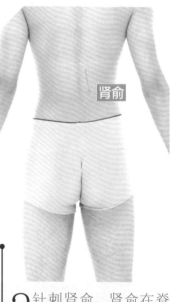

肾俞

1 针刺听会、翳风。听会在面部，耳屏间切迹与下颌骨髁突之间的凹陷中。翳风在颈部，耳垂后方，乳突下端前方凹陷中。补法，针感以向耳内或耳周传导为宜。

2 针刺太溪。太溪在踝区，内踝尖与跟腱之间的凹陷中。补法，留针15~30分钟。

3 针刺肾俞。肾俞在脊柱区，第2腰椎棘突下，后正中线旁开1.5寸。补法，留针15~30分钟。

咽喉肿痛

咽喉肿痛，即中医学中的"喉痹""乳蛾""喉痛"，是以咽喉红肿疼痛为主症的一种病症。

咽喉肿痛的证型

咽喉肿痛具体可分为实证咽喉肿痛和虚证咽喉肿痛两种，实证咽喉肿痛表现为咽喉红肿疼痛、吞咽困难、咳嗽、咽干、口渴、便秘、尿黄等；虚证咽喉肿痛表现为咽喉稍肿、色暗红、疼痛较轻，舌质红等。

实证咽喉肿痛

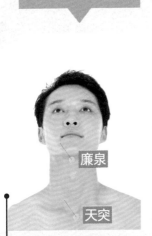

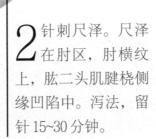

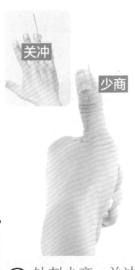

1 针刺廉泉、天突。廉泉在颈前区，喉结上方，舌骨上缘凹陷中，前正中线上。天突在颈前区，胸骨上窝中央，前正中线上。泻法，留针15~30分钟。

2 针刺尺泽。尺泽在肘区，肘横纹上，肱二头肌腱桡侧缘凹陷中。泻法，留针15~30分钟。

3 针刺少商、关冲。少商在手指，拇指末节桡侧，指甲根角侧上方0.1寸（指寸）。关冲在手指，第4指末节尺侧，指甲根角侧上方0.1寸（指寸）。三棱针点刺出血。

葱、姜、蒜、花椒等刺激性食物会导致咽部黏膜充血，加重炎症，应避免食用。咖啡、浓茶这类饮品也要少喝。

小贴士

日常可饮用清热去火的茶水来缓解症状，如洋甘菊茶、金银花茶等。

治疗实证咽喉肿痛时，应清热利咽、消肿止痛，取穴以局部穴及肺经、胃经经穴为主。治疗虚证咽喉肿痛时，应滋养肾阴、清热降火，取穴以肾经、肺经经穴为主。

虚证咽喉肿痛

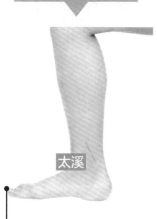

太溪

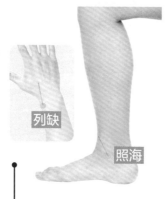

列缺

照海

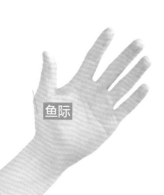

鱼际

1 针刺太溪。太溪在踝区，内踝尖与跟腱之间的凹陷中。平补平泻法，留针15~30分钟。

2 针刺照海、列缺。照海在踝区，内踝尖下1寸，内踝下缘边际凹陷中。列缺在前臂，腕掌侧远端横纹上1.5寸，拇短伸肌腱与拇长展肌腱之间，拇长展肌腱沟的凹陷中。平补平泻法，留针15~30分钟。行针时可配合做吞咽动作。

3 针刺鱼际。鱼际在手外侧，第1掌骨桡侧中点赤白肉际处。泻法，留针15~30分钟。

口腔溃疡

口腔溃疡又叫作"口疮"，是一种发生于口腔黏膜的溃疡性损伤病症，多见于唇内侧、舌头、颊黏膜等部位。口腔溃疡发作时疼痛剧烈，局部灼痛明显，症状严重时还会影响饮食、说话，对日常生活造成很大不便。

口腔溃疡的症状

唇、舌、上腭等处出现淡黄或灰白色小点，周围红晕，表面凹陷，局部灼痛。

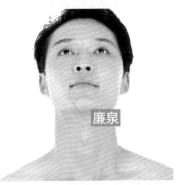

1 针刺廉泉。廉泉在颈前区，喉结上方，舌骨上缘凹陷中，前正中线上。速刺，不留针。

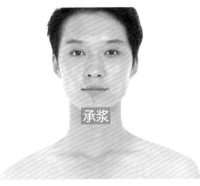

2 针刺承浆。承浆在面部，颏唇沟的正中凹陷处。泻法，留针15~30分钟。

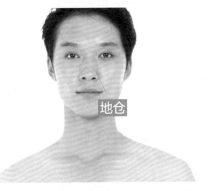

3 针刺地仓。地仓在面部，口角旁开0.4寸（指寸）。泻法，留针15~30分钟。

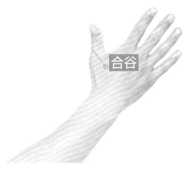

4 针刺合谷。合谷在手背，第2掌骨桡侧的中点处。泻法，留针15~30分钟。

鼻出血

鼻出血在中医里称为"鼻衄"，是临床常见的症状之一，可由鼻部疾病引起，也可由全身疾病所致。鼻出血多为单侧，少数情况下可出现双侧鼻出血。

鼻出血的症状

鼻出血症状为从鼻孔的一侧或两侧流出鲜血，可能混有鼻腔分泌物，可能通过后鼻孔到达咽部，随后通过口腔被吐出。

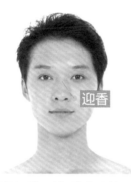

1 针刺迎香。迎香在面部，鼻翼外缘中点旁，鼻唇沟中。向内上方斜刺 0.5 寸，行提插捻转强刺激手法，留针 15~30 分钟。

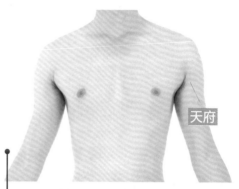

2 针刺天府。天府在臂前区，腋前纹头下 3 寸，肱二头肌桡侧缘处。行提插捻转泻法，留针 15~30 分钟。

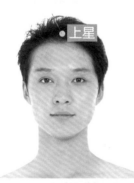

3 针刺上星。上星在头部，前发际正中直上 1 寸。行提插捻转泻法，留针 15~30 分钟。

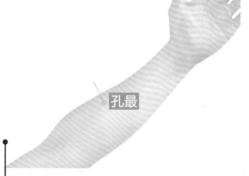

4 针刺孔最。孔最在前臂前区，腕掌侧远端横纹上 7 寸，尺泽与太渊连线上。行提插捻转泻法，留针 15~30 分钟。

妇科疾病
痛经

女性在行经前后或行经期间，小腹及腰部疼痛，甚至剧痛难忍，伴有面色苍白、头面冷汗淋漓、手足厥冷、恶心呕吐等症状，随着月经周期发作，称为"痛经"。

痛经的证型

痛经分为实证痛经和虚证痛经，实证痛经一般表现为经前或经期小腹部剧烈疼痛，痛处拒按；虚证痛经一般表现为经期或经后小腹或腰骶部绵绵隐痛，痛处喜按。

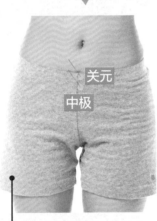

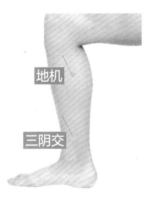

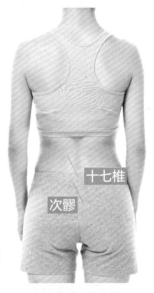

1 针刺中极、关元。中极在下腹部，脐中下4寸，前正中线上。关元在下腹部，脐中下3寸，前正中线上。泻法，留针15~30分钟。

2 针刺三阴交、地机。三阴交在小腿内侧，内踝尖上3寸，胫骨内侧缘后际。地机在小腿内侧，阴陵泉下3寸，胫骨内侧缘后际。泻法，留针15~30分钟。

3 针刺次髎、十七椎。次髎在骶区，正对第2骶后孔中。十七椎在腰区，第5腰椎棘突下凹陷中。泻法，留针15~30分钟。

行经期间忌食生冷、油腻、辛辣的食物,应适当补充维生素,多吃温通、顺气、化瘀、补虚的食物。

小贴士

气滞血瘀者可在饮食中加入山楂、生姜、桃仁;气血亏虚者可食用乌骨鸡、羊肉补益气血。

治疗实证痛经时,应行气活血、调经止痛,取穴以任脉、脾经经穴为主。治疗虚证痛经时,应调补气血、温养冲任,取穴以任脉、胃经、脾经经穴为主。

虚证痛经

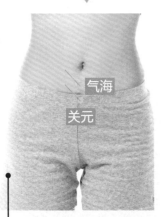

气海

关元

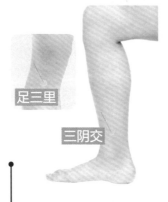

足三里

三阴交

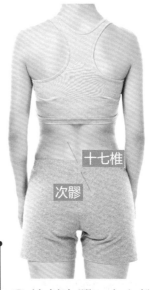

十七椎

次髎

1 针刺关元、气海。关元在下腹部,脐中下3寸,前正中线上。气海在下腹部,脐中下1.5寸,前正中线上。补法,留针15~30分钟。

2 针刺足三里、三阴交。足三里在小腿外侧,犊鼻下3寸,犊鼻与解溪连线上。三阴交在小腿内侧,内踝尖上3寸,胫骨内侧缘后际。补法,留针15~30分钟。

3 针刺次髎、十七椎。次髎在骶区,正对第2骶后孔中。十七椎在腰区,第5腰椎棘突下凹陷中。补法,留针15~30分钟。

月经不调

月经的周期或经量出现异常，称为月经不调，是困扰女性的常见病。中医认为，女子为阴柔之体，以气血为先天，月经不调与气血不和有很大关系。月经不调主要分为月经先期、月经后期和月经先后无定期三种。

月经先期 月经周期提前 7 日以上，甚至 10 余日一行，连续 2 个月经周期以上。

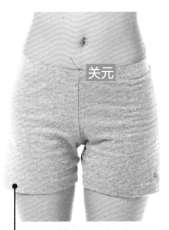

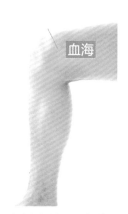

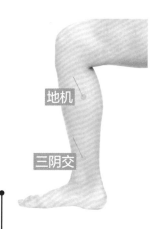

1 针刺关元。关元在下腹部，脐中下 3 寸，前正中线上。虚补实泻，辨证选取，留针 15~30 分钟。

2 针刺血海。血海在股前区，髌底内侧端上 2 寸，股内侧肌隆起处。虚补实泻，辨证选取，留针 15~30 分钟。

3 针刺三阴交、地机。三阴交在小腿内侧，内踝尖上 3 寸，胫骨内侧缘后际。地机在小腿内侧，阴陵泉下 3 寸，胫骨内侧缘后际。虚补实泻，辨证选取，留针 15~30 分钟。

月经后期 月经周期推迟 7 日以上，连续 2 个月经周期以上。

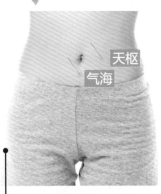

天枢

气海

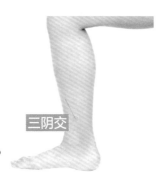

三阴交

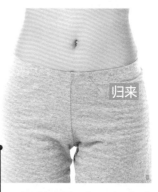

归来

1 针刺气海、天枢。气海在下腹部，脐中下 1.5 寸，前正中线上。天枢在腹部，横平脐中，前正中线旁开 2 寸。虚补实泻，辨证选取，留针 15~30 分钟。

2 针刺三阴交。三阴交在小腿内侧，内踝尖上 3 寸，胫骨内侧缘后际。虚补实泻，辨证选取，留针 15~30 分钟。

3 针刺归来。归来在下腹部，脐中下 4 寸，前正中线旁开 2 寸。虚补实泻，辨证选取，留针 15~30 分钟。

月经先后无定期 月经周期提前或推迟 1~2 周，并连续 3 个月经周期以上。

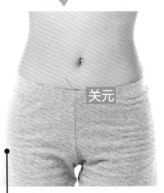

关元

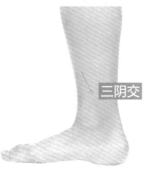

三阴交

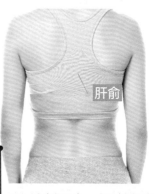

肝俞

1 针刺关元。关元在下腹部，脐中下 3 寸，前正中线上。虚补实泻，辨证选取，留针 15~30 分钟。

2 针刺三阴交。三阴交在小腿内侧，内踝尖上 3 寸，胫骨内侧缘后际。虚补实泻，辨证选取，留针 15~30 分钟。

3 针刺肝俞。肝俞在脊柱区，第 9 胸椎棘突下，后正中线旁开 1.5 寸。虚补实泻，辨证选取，留针 15~30 分钟。

崩漏

崩漏是指女性非周期性子宫出血，发病急骤，暴下如注，大量出血者为"崩"；发病势缓，出血量少，淋漓不绝者为"漏"。虽然崩与漏的出血情况不同，但在发病过程中两者常互相转化，故多以崩漏并称。

崩漏的证型

崩漏分为实证崩漏和虚证崩漏两种。实证崩漏表现为经血非时暴下、量多势急或淋漓不断、色红质稠或夹血块；虚证崩漏表现为久崩久漏、淋漓难尽、色淡质稀。

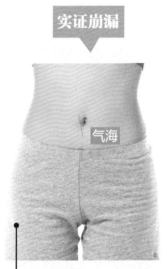

实证崩漏

气海

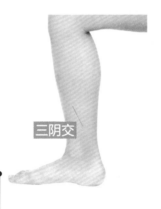

三阴交

2 针刺三阴交。三阴交在小腿内侧，内踝尖上3寸，胫骨内侧缘后际。泻法，留针15~30分钟。

1 针刺气海。气海在下腹部，脐中下1.5寸，前正中线上。泻法，留针15~30分钟。

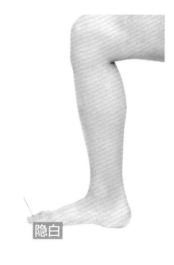

隐白

3 针刺隐白。隐白在足趾，大趾末节内侧，趾甲根角侧后方0.1寸（指寸）。泻法，留针15~30分钟。

崩漏患者应注意经前、经期避免接触和饮用凉水，也不要太过劳累。

治疗实证崩漏时，应清热祛湿、理气行瘀，取穴以任脉、脾经经穴为主，针用泻法。治疗虚证崩漏时，应补虚调经，取穴以任脉、脾经、胆经经穴为主，针用补法，酌情加灸。

虚证崩漏

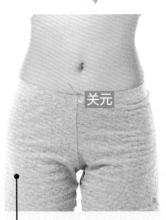

关元

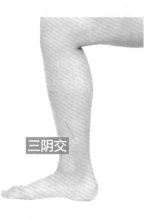

三阴交

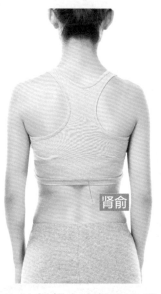

肾俞

1 针刺关元。关元在下腹部，脐中下 3 寸，前正中线上。补法，留针 15~30 分钟。

2 针刺三阴交。三阴交在小腿内侧，内踝尖上 3 寸，胫骨内侧缘后际。补法，留针 15~30 分钟。

3 针刺肾俞。肾俞在脊柱区，第 2 腰椎棘突下，后正中线旁开 1.5 寸。补法，留针 15~30 分钟。

男科疾病

遗精

遗精是指男子在性交以外的情况下精液自行泄出的现象。频繁遗精会给身体带来一定的伤害，如精神萎靡、失眠多梦等，严重的可能导致性功能障碍、不育。遗精分为心肾不交型、湿热下注型和肾虚失藏型 3 种。

心肾不交型 梦中遗精，心烦少寐，头晕，心悸，腰酸，耳鸣，小便黄。

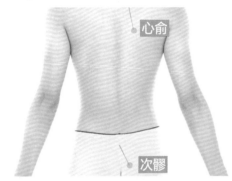

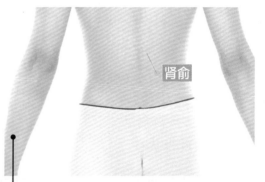

1 针刺心俞、次髎。心俞在脊柱区，第5胸椎棘突下，后正中线旁开1.5寸。次髎在骶区，正对第2骶后孔中。泻法，留针 15~30 分钟。

2 针刺肾俞。肾俞在脊柱区，第2腰椎棘突下，后正中线旁开1.5寸。补法，留针 15~30 分钟。

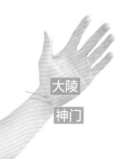

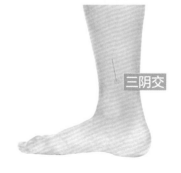

3 针刺神门、大陵。神门在腕前区，腕掌侧远端横纹尺侧端，尺侧腕屈肌腱的桡侧缘。大陵在腕前区，腕掌侧远端横纹中，掌长肌腱与桡侧腕屈肌腱之间。泻法，留针 15~30 分钟。

4 针刺三阴交。三阴交在小腿内侧，内踝尖上 3 寸，胫骨内侧缘后际。补法，留针 15~30 分钟。

湿热下注型 遗精过频，尿时有精液外流，口苦，口干，小便赤热。

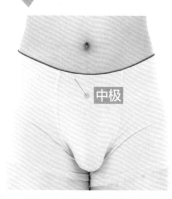

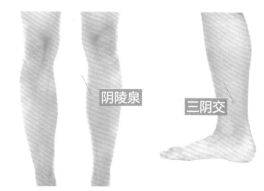

1 针刺中极。中极在下腹部，脐中下4寸，前正中线上。泻法，留针15~30分钟。

2 针刺阴陵泉、三阴交。阴陵泉在小腿内侧，胫骨内侧髁下缘与胫骨内侧缘之间的凹陷中。三阴交在小腿内侧，内踝尖上3寸，胫骨内侧缘后际。泻法，留针15~30分钟。

肾虚失藏型 遗精过频，无梦自遗，见色精流，可能出现心悸、阳痿的情况。

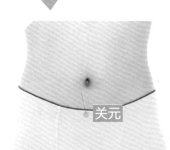

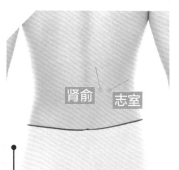

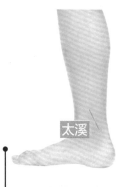

1 针刺关元。关元在下腹部，脐中下3寸，前正中线上。补法，留针15~30分钟。

2 针刺志室、肾俞。志室在腰区，第2腰椎棘突下，后正中线旁开3寸。肾俞在脊柱区，第2腰椎棘突下，后正中线旁开1.5寸。补法，留针15~30分钟。

3 针刺太溪。太溪在踝区，内踝尖与跟腱之间的凹陷中。补法，留针15~30分钟。

阳痿

阳痿是指男性阴茎不能勃起进行性交，或阴茎虽能勃起，但不能维持足够的硬度完成性交，或性交过程中出现早射精的现象。阳痿的发生与心血管疾病、糖尿病及高脂血症等疾病，以及年龄、不良生活习惯、心理因素等有关。

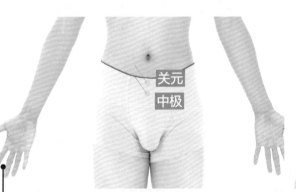

1 针刺关元、中极。关元在下腹部，脐中下3寸，前正中线上。中极在下腹部，脐中下4寸，前正中线上。虚补实泻，辨证选取，留针15~30分钟。

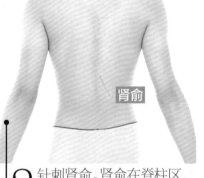

2 针刺肾俞。肾俞在脊柱区，第2腰椎棘突下，后正中线旁开1.5寸。虚补实泻，辨证选取，留针15~30分钟。

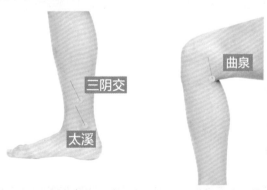

3 针刺三阴交、太溪、曲泉。三阴交在小腿内侧，内踝尖上3寸。太溪在踝区，内踝尖与跟腱之间的凹陷中。曲泉在膝部，腘横纹内侧端，半腱肌肌腱内缘凹陷中。虚补实泻，辨证选取，留针15~30分钟。

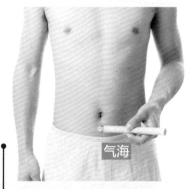

4 艾灸气海。气海在下腹部，脐中下1.5寸，前正中线上。用艾条温和灸5~10分钟。